Lourdes Julian Doplito Çabuk

wurde 1950 auf den Philippinen geboren und machte dort an der Universität Santo Tomas ihren Abschluss im medizinisch-technischen Bereich.

Sie beschäftigte sich mit Kunst, Schönheit und Spiritualität und ließ sich Anfang der 80er Jahre von dem Meister »Osho« Bhagwan Shree Rashneesh in Yoga und der Heilung mit Kristallen ausbilden.

Ende der 70er bis in die 90er Jahre war sie unter anderem Inhaberin eines Blumenladens und einer Boutique, und arbeitete nebenbei als Dekorateurin und Innenarchitektin in Manhattan, New York und Orlando, Florida. Zeitgleich war sie in einem Juweliergeschäft beschäftigt, wo sie ihr Wissen über Edel- und Halbedelsteine vertiefte.

Ab den 90ern sammelte Lourdes Julian Doplito Erfahrungen mit Hatha-, Kundalini- und Kriya-Yoga unter der Anleitung des Yoga-Meisters Adnan Ananda Siddviho Çabuk.

Auf seine Anregung hin beschäftigte sie sich mit Themen wie »Die Verzögerung des Alterungsprozesses« und »Natürliche Schönheit«. Daraus entwickelte sich ihr Programm »Schönheits-Yoga«. Seit 2000 vermittelt sie ihr Wissen über Hatha- und Kriya-Yoga sowie ihr Programm »Gesichts-Yoga – schön und jung« im YAASC Siddashram Yoga Zentrum in Nişantaşı-Istanbul. Ausserdem assistiert sie dem Yoga-Meister Adnan Ananda Siddviho Çabuk.

YAASC Siddashram Yoga (Zentrum)
Istanbul und Alanya, Türkei

Originaltitel: Güzellik-gençlik & Yüz Yogası
Kaknüs Yayınları, Istanbul

Bibliografische Information der Deutschen Nationalbibliothek
Die Deutsche Nationalbibliothek verzeichnet diese Publikation in der Deutschen Nationalbibliografie; detaillierte bibliografische Daten sind im Internet über http://dnb.d-nb.de abrufbar.

ISBN 978-3936937-58-9

1. Auflage 2008

Lektorat: Victoria Groß, Ekpenyong Ani
Fotos: Mehmet Acar, Feza Acar
Anatomische Zeichnungen: Andras Szunyoghy
Druckvorbereitung: Seda Darcan Çiftçi
Layout: Hatice Dursun
Technische Vorbereitung: Kaknüs Ajans
Druck und Bindung: Milsan, Istanbul

Diese Übersetzung wurde gefördert von TEDA
www.tedaproject.com

Gesichts-Yoga

Muskeltraining für ein strahlendes Aussehen

Lourdes Julian Doplito Çabuk

Aus dem Türkischen von Leyla Kalender

ORLANDA

Inhalt

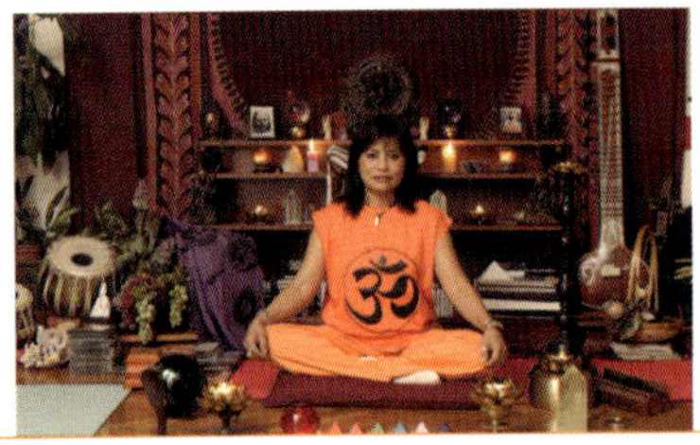

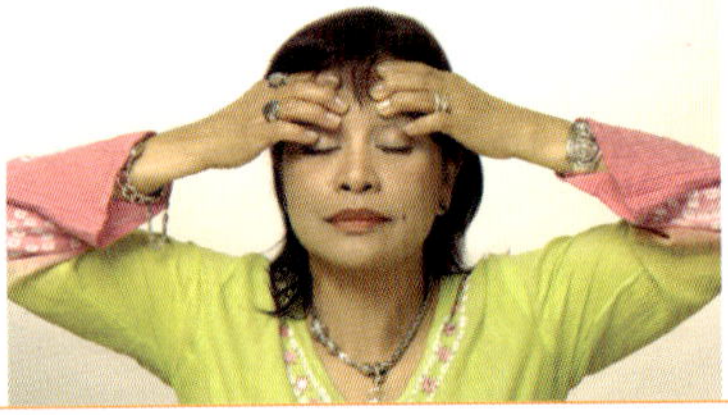

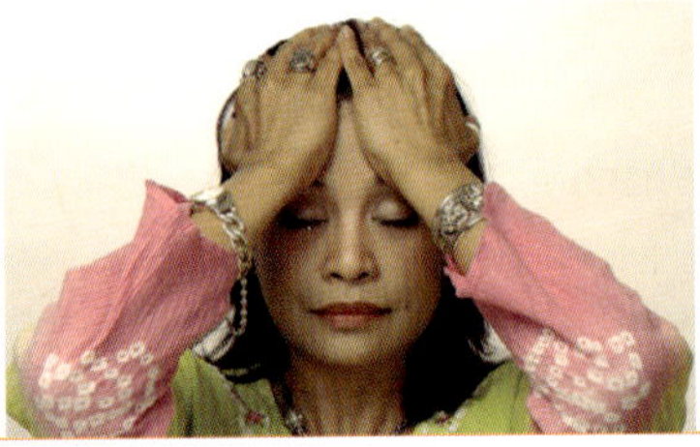

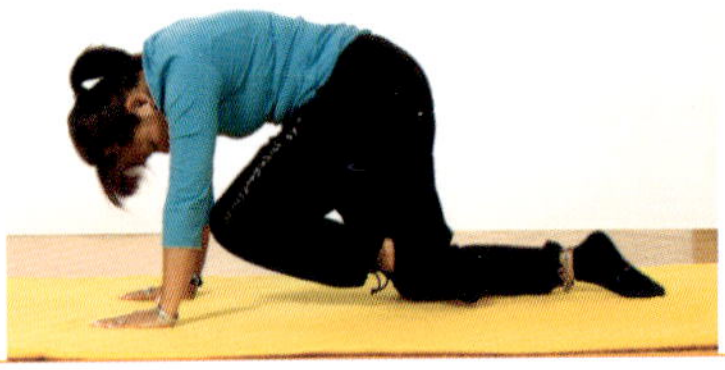

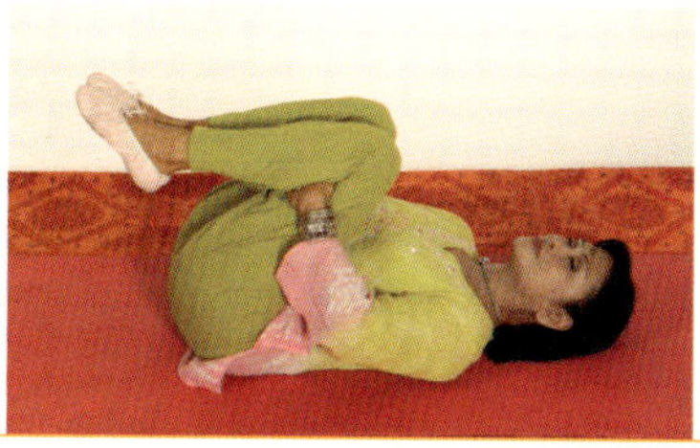

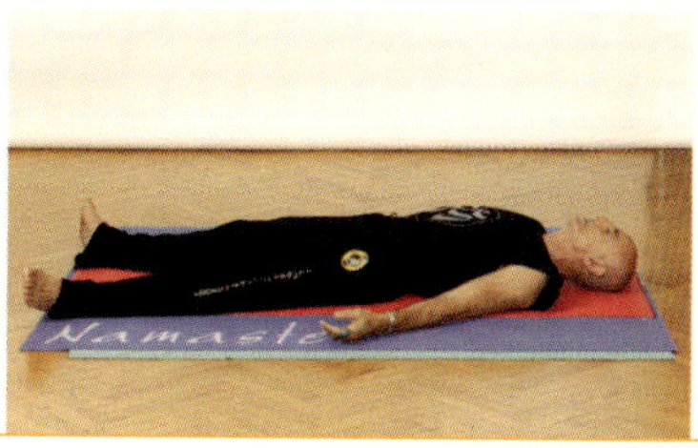
Namaste

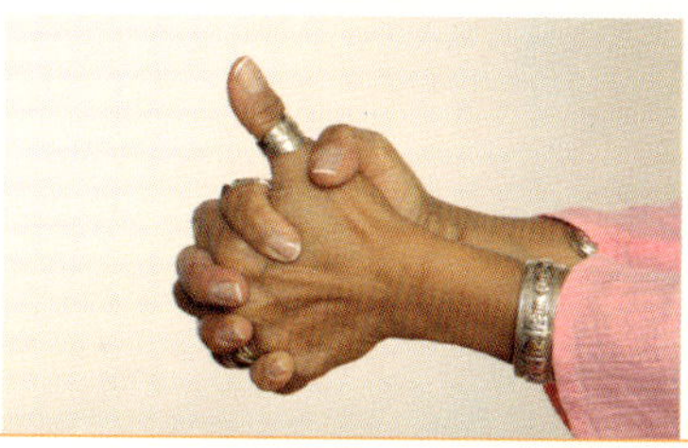

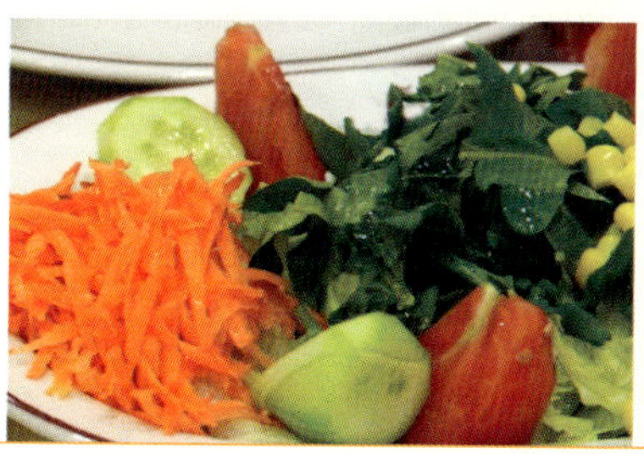

Unser Dasein soll duften wie Jasmin
Heiter wie eine Brise im Frühling
Weich wie die Blumen auf den Baumwollfeldern
Bescheiden wie das Wasser, das unter allen Geschöpfen fließt
Und sogar stärker als die Steine im Flussbett …

Lourdes J. D. Gabuk

WAS IST YOGA?

Es existieren bereits sehr viele Bücher über Yoga. Um mit Yoga anzufangen, würde ich Ihnen empfehlen, sich nur für eins der Bücher zu entscheiden. Es ist nicht von Bedeutung, auf welches Buch und welche Yoga-Richtung Ihre Wahl fällt, denn meiner Meinung nach erfüllen alle den gleichen Zweck. Das Wichtigste ist, dass Sie sich für Yoga interessieren. Sie können sich viele Bücher und anderweitige Informationen beschaffen und auch unterschiedliche Yoga-Lehrer/innen aufsuchen. All das wird Sie aber nicht davor bewahren, die Übungen schlussendlich selbst auszuführen. Yoga wird Ihnen eine Tür öffnen und auf Ihrem Weg zur Selbstverwirklichung, besser gesagt auf Ihrer Entdeckungsreise zu Ihrem Ich, werden Ihnen die Übungen den Weg weisen.

Erwarten Sie die Energie, die Sie zur Erleuchtung bringen soll, nicht von anderen! Die Kraft, die Ihre innere Energie zum Leben erweckt oder steigert, existiert in der Natur. Es ist eine Tatsache, dass alles Leben um uns herum auf unsere Körperenergien einwirkt. Denn alle Lebewesen bestehen aus Molekülen, die wiederum aus winzigen Atomen zusammengesetzt sind. Diese winzigen Atome, die unser Dasein ausmachen, sind so miteinander verbunden, dass man sie mit bloßem Auge nicht erfassen kann. Unsere Existenz beruht letztendlich auf einem großen Netz.

In unserem Körper bilden sich kontinuierlich neue Zellen, zugleich aber altern sie auch und sterben ab. Unsere Zellen setzen sich ebenfalls aus winzigen Atomen zusammen. Die ständig bewegliche Energie gibt den Atomen Leben. Da der menschliche Körper sich permanent erneuert und aus lebenden Zellen besteht, entspricht der Ausdruck des »Anti-Aging« (was soviel wie »nicht altern« bedeutet) nicht den Tatsachen. Zumindest in unserem Zeitalter ist es nicht möglich, das Altern aufzuhalten. Wissenschaftler forschen nach einer Formel, mit der die Menschen »so bleiben können wie sie sind«. Vielleicht wird es *irgendwann* möglich sein, die altersbedingte Veränderung unseres Äußeren aufzuhalten. Momentan ist es jedoch realistischer, von einer *Verzögerung* des Alterungsprozesses zu sprechen. Der Hauptfaktor beschleunigten Alterns ist Stress. Der rastlose Alltag, den uns die gegenwärtige Technologie beschert und die konsumorientierte Gesellschaft, in der wir leben, wird Ihnen nicht unbekannt sein. Der damit verbundene Stress bedroht uns alle. Einige von uns sind sich dessen bewusst, andere jedoch setzen sich dem unbewusst aus.

Wie sollen wir mit den bewussten oder unbewussten Stressquellen umgehen? Zuallererst müssen wir mit uns selbst zufrieden sein. Wir müssen den Frieden in uns schaffen und anfangen, ihn auch auszustrahlen. Dadurch können wir uns den Schwierigkeiten des Lebens gelassener stellen. Und genau zu diesem Zweck wurde das Programm »Schönheits-Yoga« entwickelt.

Mit Hilfe von »Yoga für ein strahlendes Aussehen« können Sie es schaffen, körperlich, geistig und seelisch mit sich im Reinen zu sein. Durch die neu gewonnene Energie können Sie sich den Herausforderungen des Lebens viel leichter stellen. Yoga, diese Bewegungskunst, die bereits seit Tausenden von Jahren im asiatischen Raum praktiziert wird, kann Ihnen helfen, stärker zu werden.

Yoga bedeutet nicht akrobatische Übungen, die perfekt ausgeführt werden müssen. Wissen Sie eigentlich, wie die Yoga-Positionen entstanden sind? Können Sie sich vorstellen, wie vor Tausenden von Jahren, als es noch keine Bücher gab, die Yogis, Rishikesh und Sadhus die Lehre des Yogas, die wir auch als Körperwissenschaft bezeichnen können, ins Leben gerufen haben?

Diese bescheidenen, weisen Menschen meditierten, um sich selbst zu verwirklichen und um mit dem Universum eins zu werden; sie taten dies stundenlang, tagelang, mitunter monatelang. Auf dem Weg zur Erleuchtung war es wichtig, in einem gesunden Körper zu wohnen. Der Kreislauf musste gut funktionieren, die inneren Organe mussten gut arbeiten. Instinktiv haben sie angefangen, dabei Arme und Beine zu dehnen und zu beugen, sich auszustrecken oder eine Katze zu imitieren. So entstanden die Yoga-Positionen.

Ich rate allen, die Yoga machen möchten, zuerst ruhig ein- und auszuatmen und danach zu horchen, was ihnen »ihr Körper zuflüstert«. Die körperliche Konstitution, die körperlichen Bedürfnisse, sind bei jedem unterschiedlich. Es spielt keine Rolle, wie die Yoga-Übung, die Sie machen, genannt wird, oder wie weit Sie sich dehnen oder beugen können. Wichtig ist, sich selbst kennen zu lernen und den eigenen körperlichen Zustand wahrzunehmen, d.h. Ihre Leistungsfähigkeit richtig einzuschätzen und sich dabei nicht zu überfordern.

Yoga bedeutet weder eine Vegetarierin noch eine Akrobatin zu sein. Und eine Religion ist Yoga genauso wenig. In der Yoga-Tradition war Religiosität nie eine Bedingung. Sie lehrt uns nur, sich gegenüber allen Lebewesen im Kosmos verantwortlich zu fühlen. Sie lehrt uns, Mensch zu sein. Eigentlich ist Yoga eine Wissenschaft vom Leben und Sterben. Nach den Worten der Meister zeigt Yoga uns den Weg der Verschmelzung mit dem Universum. Mit dieser Tradition wird eine universelle Wahrheit sichtbar. Sie lehrt uns, uns selbst zu erkennen und ermöglicht uns, uns selbst körperlich, geistig und seelisch zu erfahren. Sie lässt uns wahrnehmen, wie wir auf uns und unser Umfeld reagieren. Und eigentlich gibt es keinen Unterschied zwischen uns und der uns umgebenden Welt. Die Trennung ist künstlich.

Zu glauben, dass wir verschieden sind und jeder eine unterschiedliche Identität besitzt, ist nur eine große Illusion. Zum Beispiel existiert kein lebloses Wesen, denn alle Wesen regen sich, besitzen Energie. Leben bedeutet Energie, auch der Mensch besteht aus Energie. Energie bedeutet Kraft. Energie ist Licht, Klang, Wärme, Kälte.

Mit Yoga können wir die uns innewohnenden Energien entdecken. Wir können daraus Kraft schöpfen, um uns und dem Universum zu nutzen, denn wir besitzen die Eigenschaften unseres Schöpfers. Mit diesen Eigenschaften heiße ich Sie herzlich willkommen.

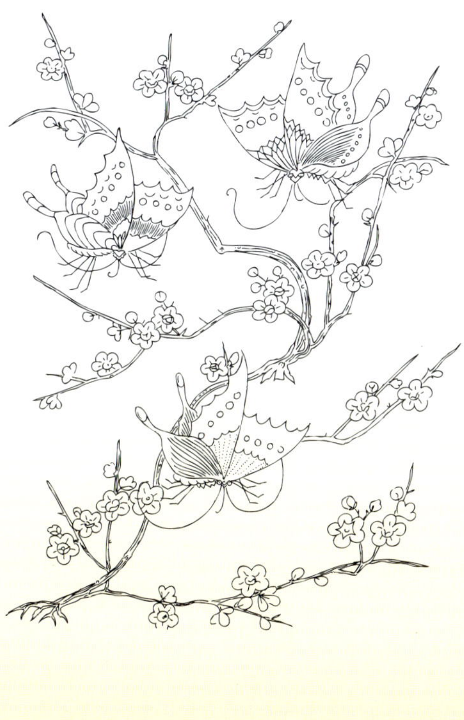

Lourdes J. D. Gabuk

DANKSAGUNG UND WIDMUNG

Zuerst danke ich Gott für seine Güte und seinen Segen.

Dieses Buch widme ich meinen Eltern Loretta und Manuel Doplito, die mich auf die Welt brachten und mit viel Liebe großzogen. In diesem Zusammenhang verneige ich mich vor allen Müttern und Vätern dieser Welt. Während sie ihre Kinder mit viel Mühe und Fleiß großziehen, ist ihr einziger Wunsch, diese glücklich und erfolgreich zu sehen.

Ich danke meinen Kindern Marilyn »Aileen« & Edwin, Elizabeth »Bette« & Tony, Maria »Meloy« & Julio und Jesus »Tres«, die mich stolz und glücklich machen; meinen einzigartigen Enkelkindern Winona, Mico, Miyo, Jezie, Ren & Milo, die mir Frieden und Freude geben; meinem ehrwürdigen Lehrer und Lebenspartner, meinem Mann Adnan »Ananda« Siddviho Çabuk, der mich auf dem Weg zur Wahrheit begleitet und mich zugleich immer mit Liebe und Zuwendung unterstützt, meiner Lektorin Seda Darcan Çiftçi, die mein Buch ausgezeichnet für den Druck vorbereitet hat und Muhammet Çiftçi, der mich bei der Realisation dieses Projektes unterstützte; meinen Freunden, den Fotografen Mehmet und Feza Acar, die sich während der Fotoarbeiten stundenlang geduldig und erfahren für diese Arbeit engagiert haben; Hatice Dursun – und nicht zuletzt allen anderen Kaknüs-Verlagsmitarbeiter/innen, denen die grafische Umsetzung ausgezeichnet gelungen ist, sowie allen, die am Programm »Schönheits-Yoga« teilgenommen haben, es regelmäßig und erfolgreich anwenden und mir somit den Anstoß gaben, mein Wissen in diesem Buch zusammenzufassen und mit Ihnen zu teilen.

Euer Fleisch und eure Knochen sollen aus Liebe sein
Jeder Atemzug soll sich mit Liebe füllen
Die Liebe soll euch eng umschlingen
Freude soll eure Persönlichkeit schmücken
Seid gewiss, der Weg zu Frieden und Wohlbehagen ist einzig die Liebe

Lourdes J. D. Çabuk

SCHÖNHEITS-YOGA

Die Schönheit eines Menschen besteht aus der Energie, die er ausstrahlt. Eine Energie, die mit bloßem Auge nicht zu erkennen ist, denn selbstverständlich spielt die Emotionalität dabei auch eine große Rolle. In ihrer Schönheit nehmen wir instinktiv auch die Persönlichkeit und die Gewohnheiten einer Person wahr, welche durch deren permanente Weiterentwicklung deutlicher werden.

»Yoga für ein strahlendes Aussehen« ist ein Konzept, bestehend aus Erkenntnissen und Übungen, durch die Sie lernen können, sich selbst intensiver wahrzunehmen. Es zielt auf eine bewusste Verbesserung Ihrer körperlichen, seelischen und geistigen Gesundheit unter Einbeziehung Ihrer aktuellen Situation. Das Entscheidende ist, dass Sie mit Hilfe dieses Konzepts all Ihre Möglichkeiten voll ausschöpfen können.

Denken Sie daran: Attraktivität ist nur ein Teil unserer äußeren Erscheinung. Es genügt nicht, sich oberflächlich zu pflegen – wir werden nun dann zufriedener und schöner, wenn wir unsere inneren Werte ebenso pflegen.

Mit dem Alter schöner zu werden, ist eine Kunst für sich. Um das zu realisieren, ist es notwendig, dass wir uns selbst, unsere unterschiedlichen Facetten kennen lernen. Und wir sollten uns vergegenwärtigen, dass auch Umwelteinflüsse und unsere Lebensgewohnheiten unser Aussehen beeinflussen.

»Yoga für strahlendes Aussehen« ist keine Modeerscheinung und keineswegs ein simples Übungsprogramm, das man sich innerhalb weniger Stunden aneignet. Es ist eine Lebensform, die Sie auf natürliche Weise verjüngt. Solange Sie diese Übungen ausführen, werden sie Ihnen ein junges und gesundes Aussehen verleihen – Ihr Leben lang. Das Schönheits-Yoga bedarf dementsprechend einer ganzheitlichen Lebensform. Da ich mir im Klaren darüber bin, dass Sie möglicherweise in erster Linie an einem Rezept gegen Falten und schlaffe Gesichtspartien interessiert sind, werde ich Ihnen zunächst Informationen über das Gesichts-Yoga vermitteln. Nachdem Sie diese Gesichtsübungen erlernt und ausreichend praktiziert haben, sollten Sie aber die darauffolgenden Seiten ebenfalls lesen. Um Ihrem Ziel näher zu kommen, empfehle ich Ihnen, »Yoga für ein strahlendes Aussehen« als ein ganzheitliches System zu betrachten und auch als Ganzes auszuüben.

Das Älterwerden kann man nicht aufhalten,
wir können nur auf eine natürliche Art reifer werden.

Lourdes J. D. Gabuk

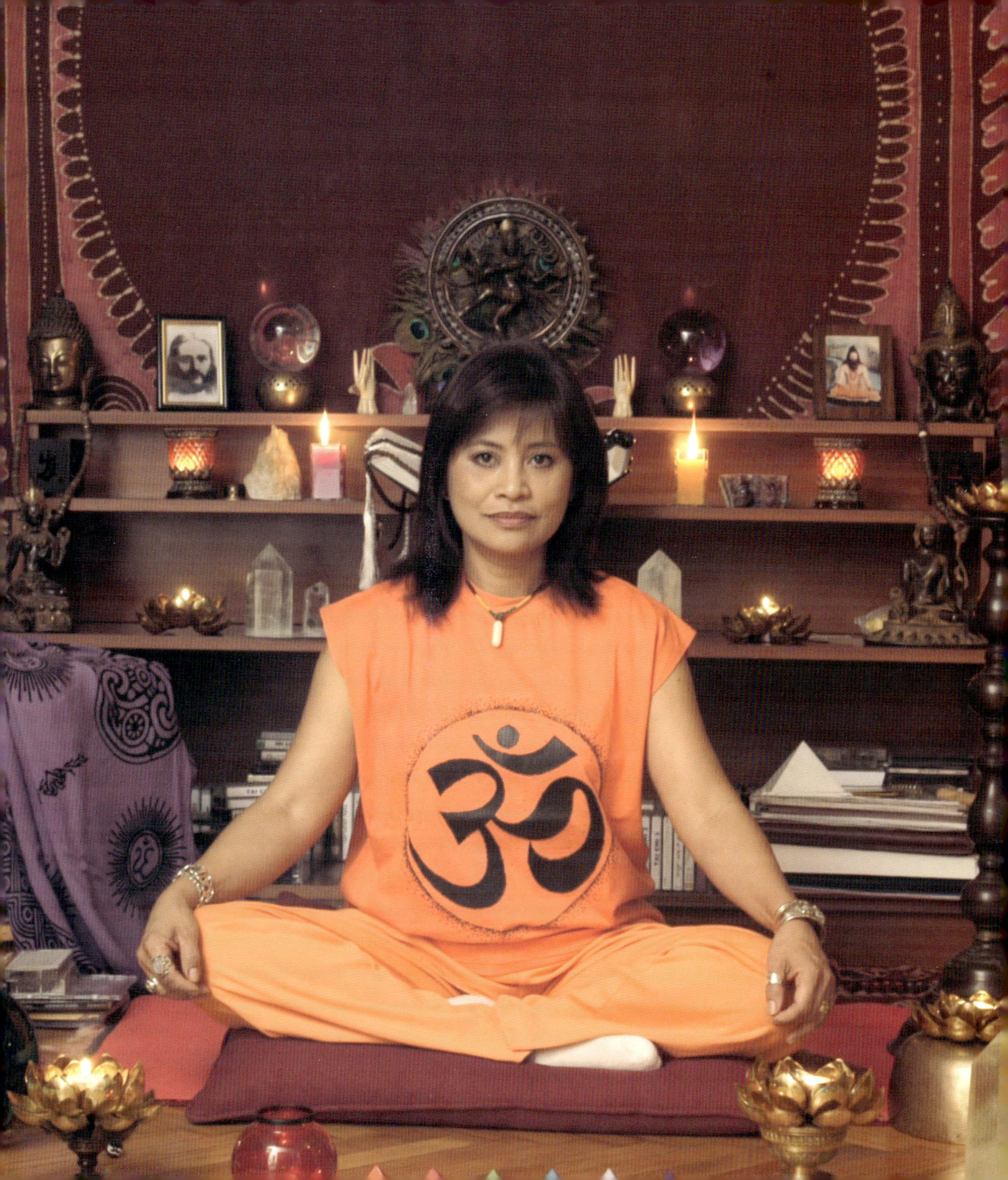

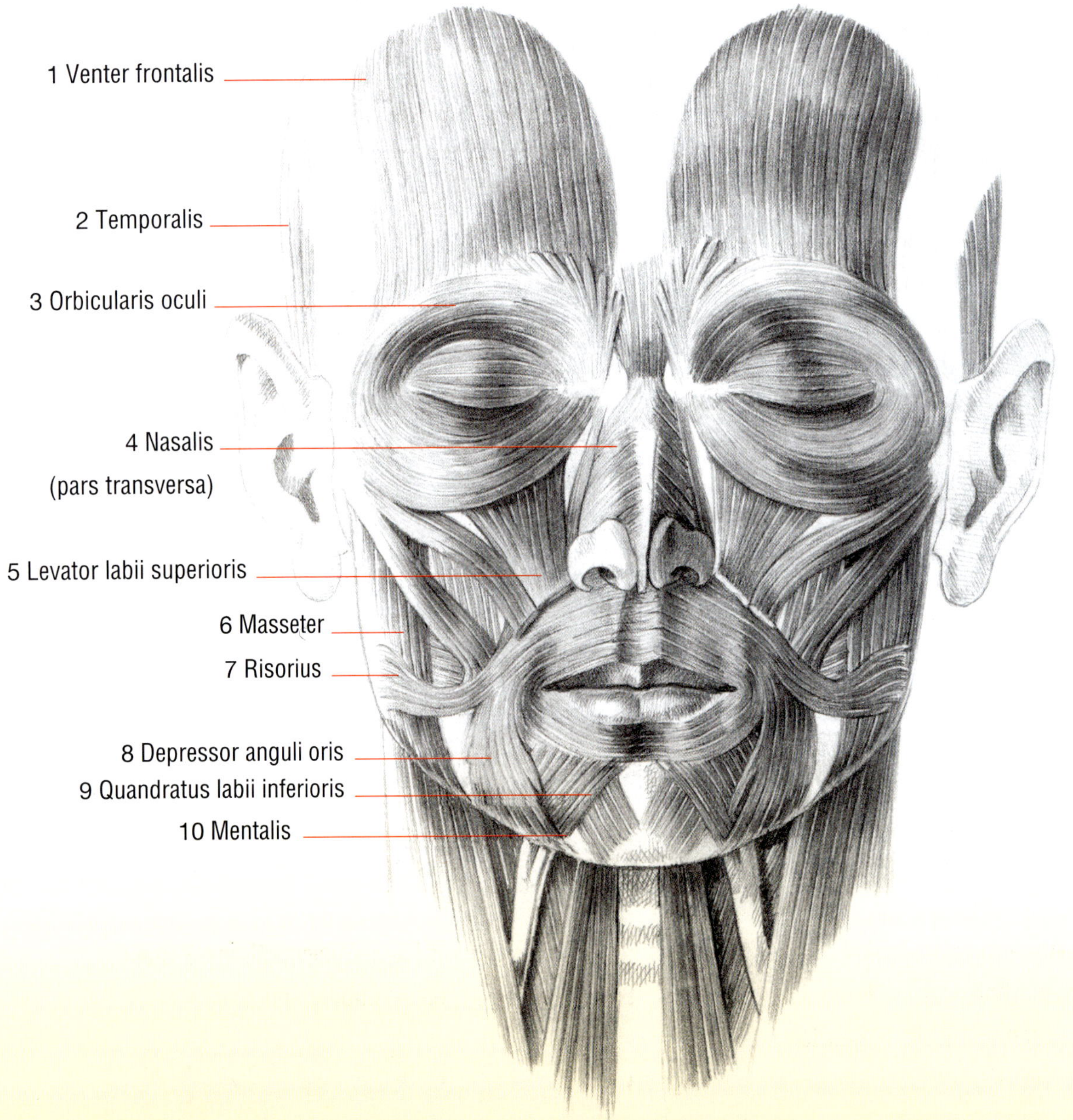
1 Venter frontalis
2 Temporalis
3 Orbicularis oculi
4 Nasalis
(pars transversa)
5 Levator labii superioris
6 Masseter
7 Risorius
8 Depressor anguli oris
9 Quandratus labii inferioris
10 Mentalis

GESICHTSÜBUNGEN

Bitte unbedingt beachten!

Bitte achten Sie während der Gesichts- und Körperübungen auf die richtige Atmung! Vergessen Sie nie, dass der Atem unsere Lebensquelle ist.

Jede einzelne Zelle braucht Sauerstoff, das gilt insbesondere für unsere Gesichtsmuskeln.

Ohne ausreichende Sauerstoffzufuhr erzielen Sie bei den Übungen keine hundertprozentigen Ergebnisse.

Bevor Sie mit den Übungen beginnen, empfehle ich Ihnen daher, den Abschnitt »Atemübungen« ab S. 63 zu lesen. Bitte beachten Sie Folgendes während der Übungen:

- Vor jeder Übung atmen Sie aus. Danach atmen Sie durch die Nase ein, halten den Atem fünf Sekunden lang an und atmen dann erneut langsam aus.
- Außer bei der Gesichtsmassage, den Augenübungen und dem Stiftdrehen, muss bei allen anderen Übungen der Atem erst angehalten werden.
- Bei jeder Gesichtsübung atmen Sie tief ein, nehmen die Übungsposition ein und halten zehn Sekunden lang den Atem an. Wenn Sie dann die Ausgangposition wieder einnehmen, atmen Sie langsam aus.
- Zwischen den Übungen atmen Sie immer tief ein, halten den Atem fünf Sekunden an und atmen langsam wieder aus.
- Außer bei der Gesichtsmassage und den Augenübungen wird jede Gesichtsübung 3-mal wiederholt und der Atem zehn Sekunden lang in der jeweiligen Position angehalten.
- Machen Sie alle Gesichtsübungen vor einem Spiegel.
- Achten Sie darauf, dass während der Übungen keine Fältchen entstehen.

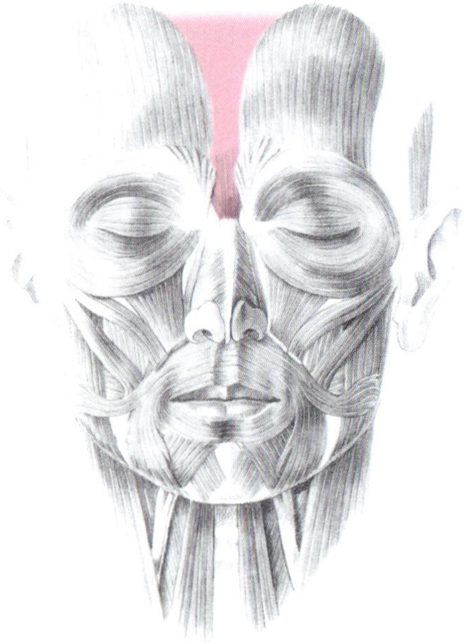

1. *Übung*

STIRNMASSAGE

(zur Entspannung der Gesichtsmuskeln)

- Bevor Sie mit der Übung beginnen, atmen Sie aus. Danach atmen Sie durch die Nase ein, halten den Atem fünf Sekunden lang an und atmen dann langsam wieder aus.
- Mit beiden Mittelfingern klopfen Sie leicht die Stirn oberhalb Ihrer Augenbrauen (das sogenannte »dritte Auge«) bis zum Haaransatz ab.
- Atmen Sie dabei ein und aus und führen Sie die Übung zwei Minuten lang aus, bzw. klopfen Sie 100-mal leicht auf Ihr drittes Auge.

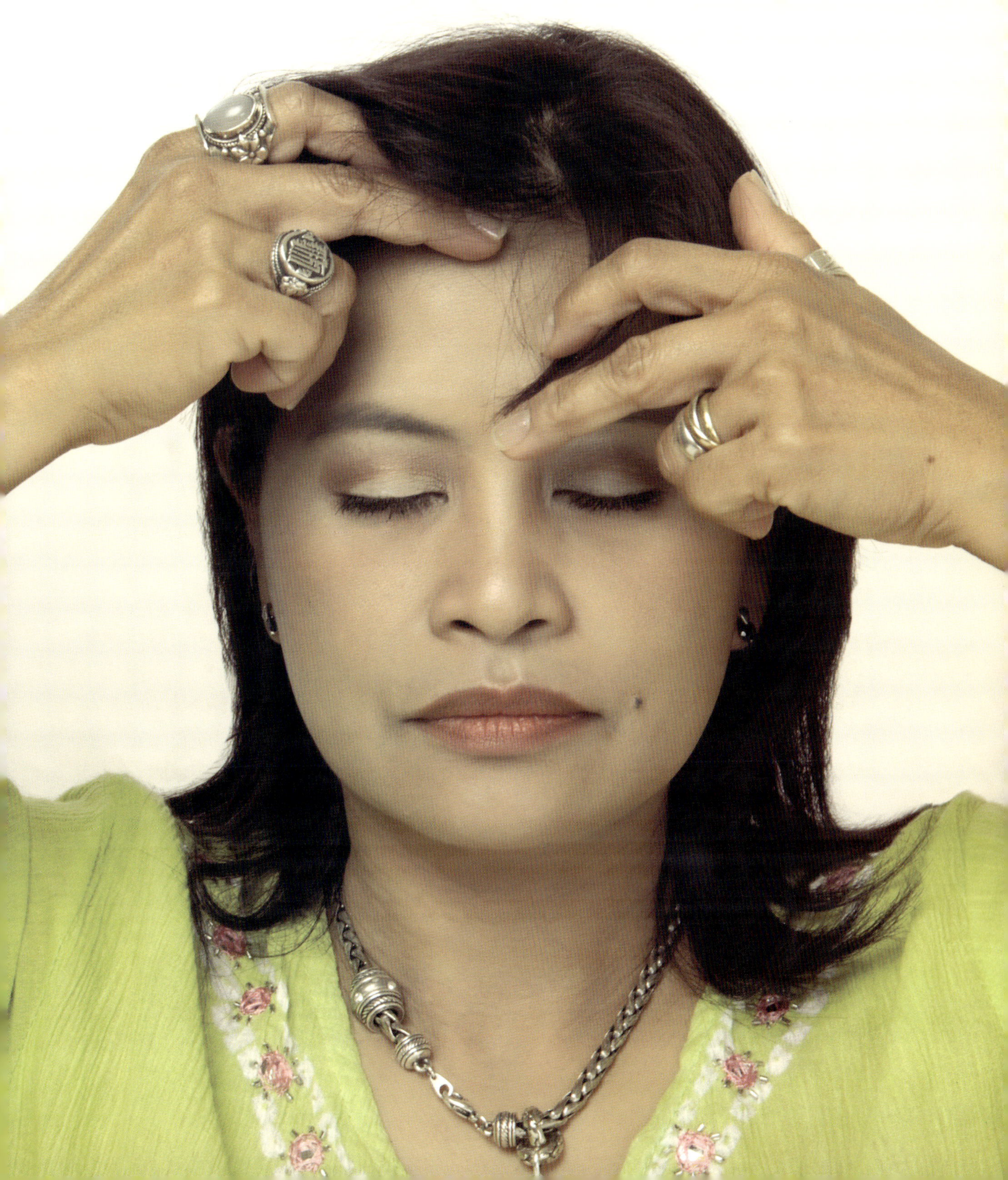

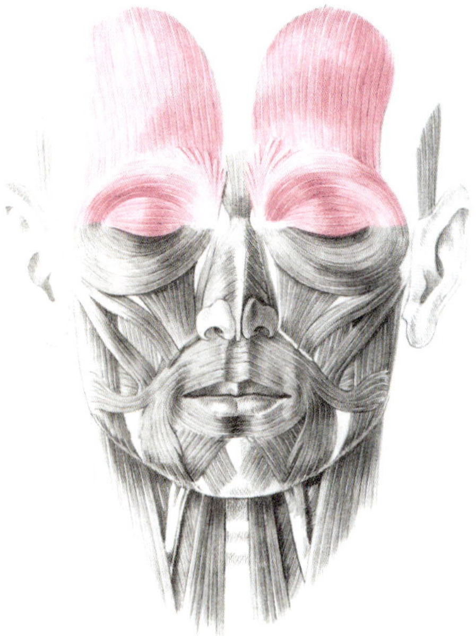

2. *Übung*

HOCHZIEHEN DER AUGENBRAUEN

(zur Kräftigung der Stirnmuskeln und der oberen Augenlidmuskeln)

- Bevor Sie mit der Übung beginnen, atmen Sie aus. Danach atmen Sie durch die Nase ein, halten den Atem fünf Sekunden lang an und atmen dann wieder langsam aus.
- Legen Sie die Handballen unter die Augenbrauen, und drücken Sie Ihre Brauen seitlich nach oben.
- Atmen Sie während der Übung tief ein und aus. Spüren Sie, wie Ihre Augenlider gespannt werden, während Sie versuchen, auf Ihre Brust zu schauen, und ziehen Sie Ihre Brauen dabei zusammen.
- Halten Sie Ihren Atem zehn Sekunden lang an, und bleiben Sie in dieser Position. Während Sie langsam ausatmen, nehmen Sie Ihre Hände vom Gesicht.
- Wiederholen Sie diese Übung 3-mal
- Vergessen Sie nicht, zwischen den Wiederholungen jeweils fünf Sekunden lang den Atem zu halten, um dann langsam auszuatmen.

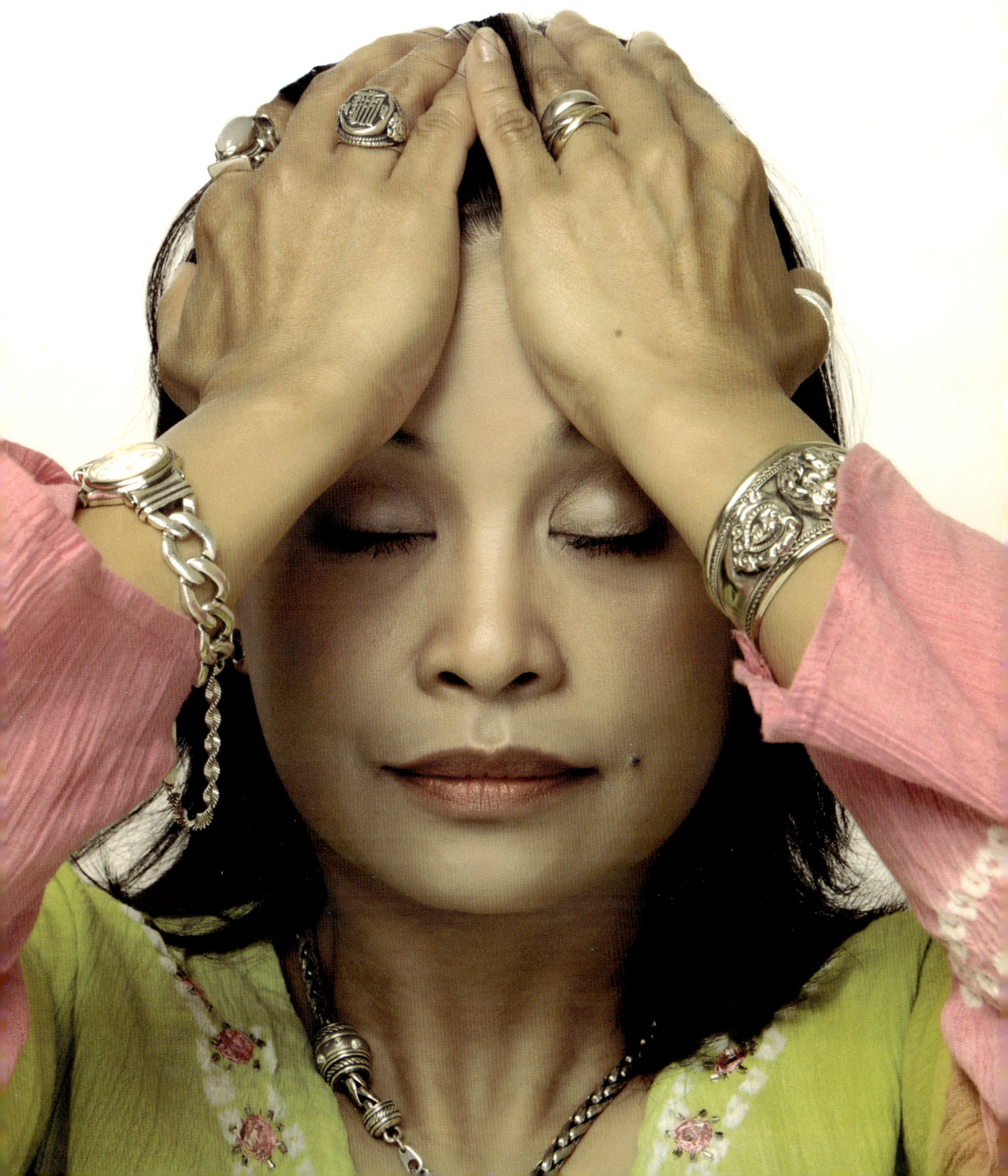

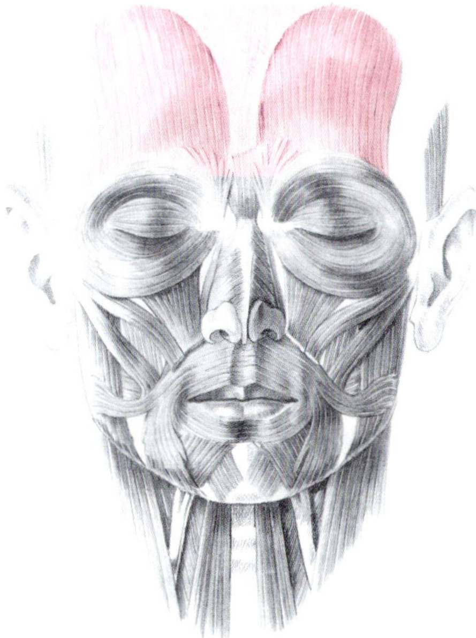

3. *Übung*

STIRNFALTEN

(zur Stärkung der Stirnmuskulatur)

- Bevor Sie mit dieser Übung beginnen, atmen Sie aus. Danach atmen Sie durch die Nase ein, halten den Atem fünf Sekunden lang an und atmen dann langsam wieder aus.
- Legen Sie die Kuppen Ihrer kleinen Finger zwischen Ihre Augenbrauen und die Daumenkuppen auf die äußeren Enden der Augenbrauen. Ziehen Sie die Augenbrauen gleichzeitig nach oben und zur Seite. Beachten Sie dabei, dass keine Fältchen entstehen.
- Die Kuppen der anderen Finger legen Sie unterhalb des Haaransatzes auf Ihre Stirn und ziehen die Stirnmuskeln mit den Augenbrauen nach oben.
- Atmen Sie tief ein und schauen Sie aus dieser Position heraus nach unten. Spüren Sie, wie Ihre Augenlider gespannt werden.
- Ziehen Sie die Augenbrauen zusammen. Halten Sie diese Position und Ihren Atem zehn Sekunden lang an, und atmen Sie dann aus.
- Ziehen Sie die Augenbrauen wieder nach oben, ohne die Position Ihrer Finger zu ändern.
- Wiederholen Sie die Übung 3-mal.

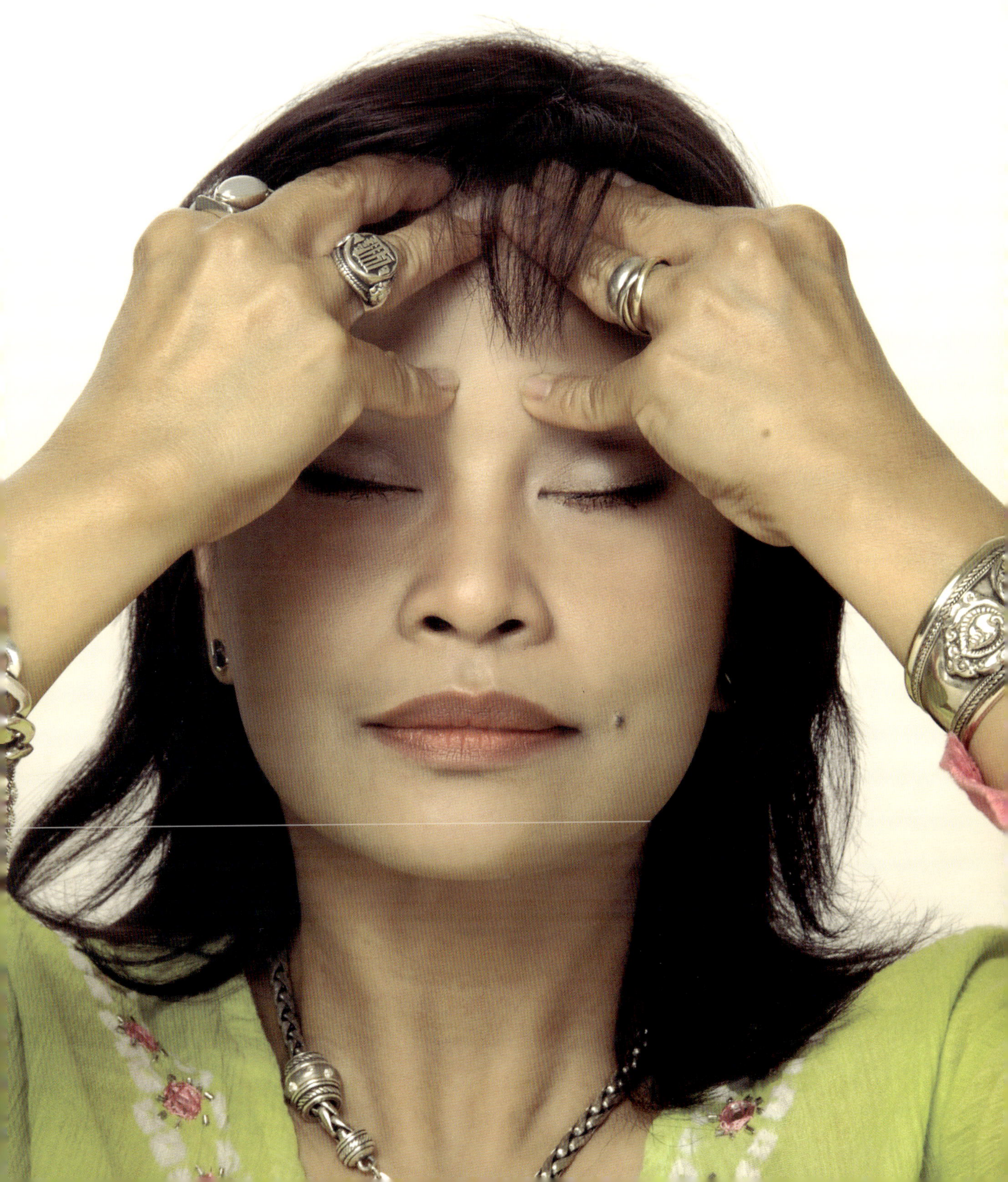

Lass dein Leben das einer Rose sein.
Schweigend spricht sie die Sprache des Duftes.

Babaji

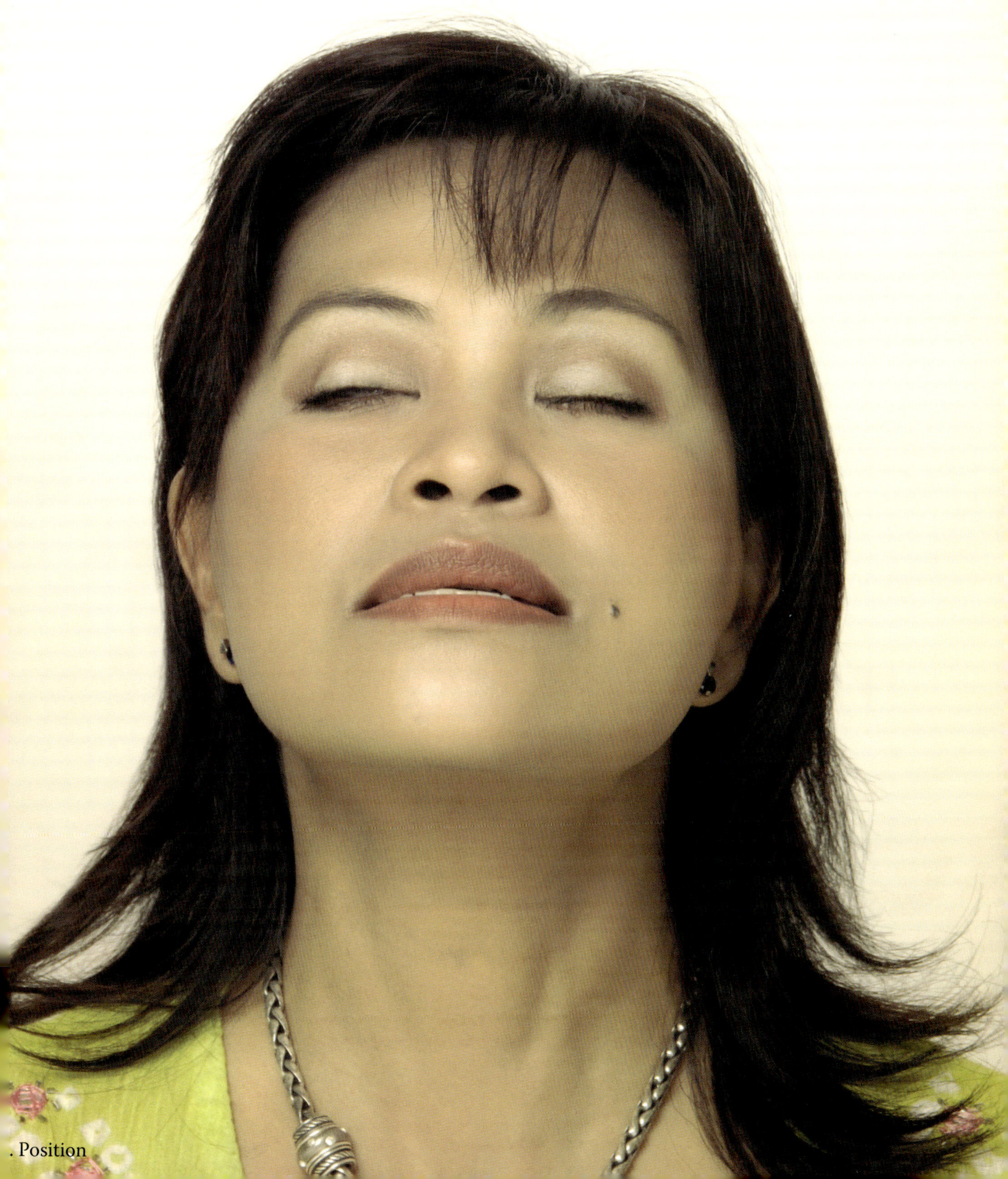

. Position

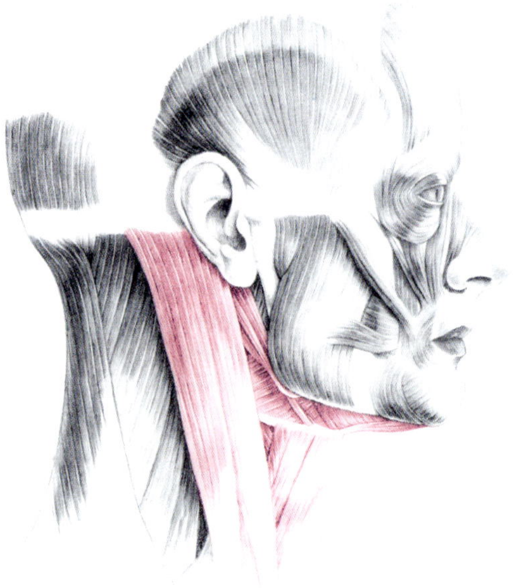

4. *Übung*

HALSMUSKELN

(zur Straffung von Kinn und Hals)

- Bevor Sie mit dieser Übung beginnen, atmen Sie aus. Danach atmen Sie durch die Nase ein, halten den Atem fünf Sekunden lang an und atmen dann langsam wieder aus.
- Atmen Sie tief ein, und führen Sie dann die beiden rechts aufgeführten Positionen aus:

Bitte beachten Sie: Sollten Sie gesundheitliche Beschwerden im Hals- und Kinnbereich haben, fragen Sie bitte erst Ihren Arzt oder Ihre Ärztin, bevor Sie diese Übung ausführen.

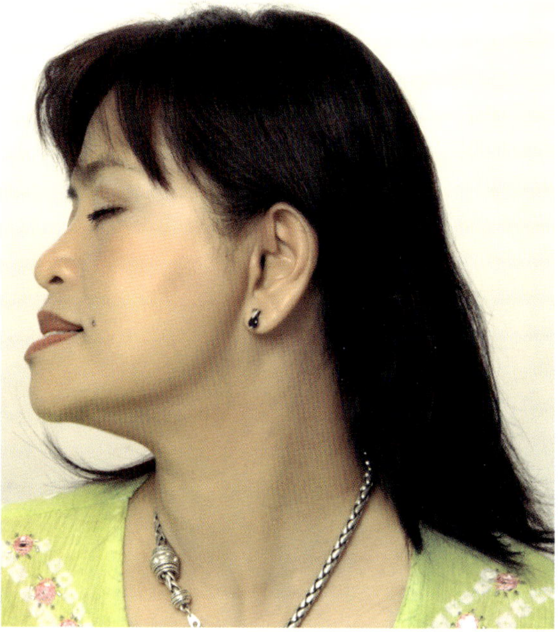

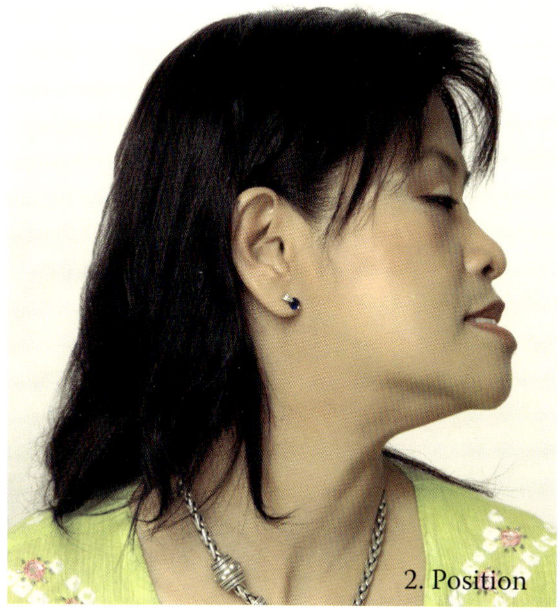

2. Position

1. Position: Schieben Sie Kinn und Unterlippe nach vorn. Bewegen Sie Ihren Kopf langsam nach hinten, und legen Sie Ihre Zunge an den oberen Gaumen. Verharren Sie zehn Sekunden lang in dieser Position. Dabei klopfen Sie mit den Fingerkuppen leicht und behutsam Ihr Kinn ab. Atmen Sie dann aus, und bringen Sie Ihren Kopf wieder in die Ausgangsposition. (siehe Foto S. 23)

2. Position: Schieben Sie Kinn und Unterlippe nach vorn. Drehen Sie den Kopf nach links. Schieben Sie Ihre Zunge an den Gaumen und bewegen Sie Ihren Kopf langsam nach hinten. Ziehen Sie aus dieser Position heraus das Kinn nach oben. Bleiben Sie zehn Sekunden lang in dieser Position. Atmen Sie dann langsam aus, und bringen Sie Ihren Kopf in die Ausgangsposition zurück. Wiederholen Sie das Ganze auch zur rechten Seite.

Wiederholen Sie diese Übung mit ihren zwei Positionen insgesamt 3-mal. Vergessen Sie dabei nicht, zwischen den Übungen ein- und auszuatmen und sich zu entspannen.

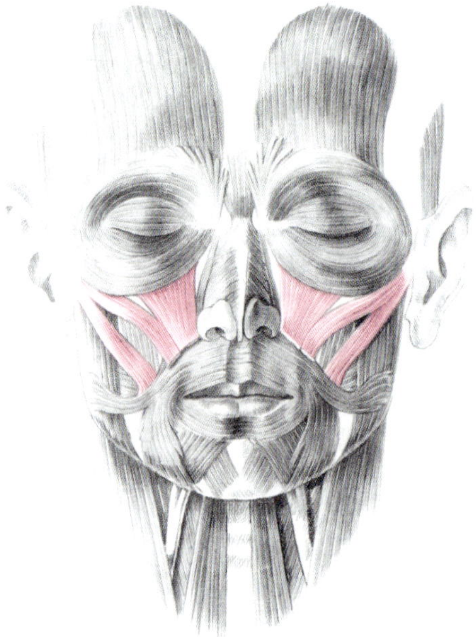

5. *Übung*

NASOLABIALFALTEN

(zur Glättung der Nasolabialfalten und zur Festigung der Wangenpartie)

- Halten Sie, wie auf dem Foto zu sehen, mit Daumen und Zeigefingern die Oberlippe am äußeren Rand fest, und ziehen Sie sie zirka fünf Millimeter nach unten.
- Atmen Sie tief ein. Während Sie die Übung ausführen, öffnen Sie die Augen so weit Sie können. Mit einem breiten Lächeln strecken Sie Ihre Wangen so weit wie möglich erst zur Seite und anschließend nach oben. Achten Sie darauf, dass dabei keine Fältchen entstehen.
- Halten Sie Ihren Atem zehn Sekunden lang an, bleiben Sie in dieser Position und atmen Sie dann langsam wieder aus.
- Atmen Sie nach Beendigung der Übung tief ein und halten Sie den Atem fünf Sekunden lang an. Atmen Sie danach langsam wieder aus und entspannen Sie sich etwa fünf Sekunden lang.
- Wiederholen Sie diese Übung 3-mal.

Bitte beachten Sie: Falls bei der Öffnung der Augen Fältchen entstehen, führen Sie die Übung mit geschlossenen Augen durch. Üben Sie mit Ihren Fingern keinen Druck auf die Wangen aus. Führen Sie Ihre Handballen wie abgebildet zusammen und bleiben Sie in dieser Position.

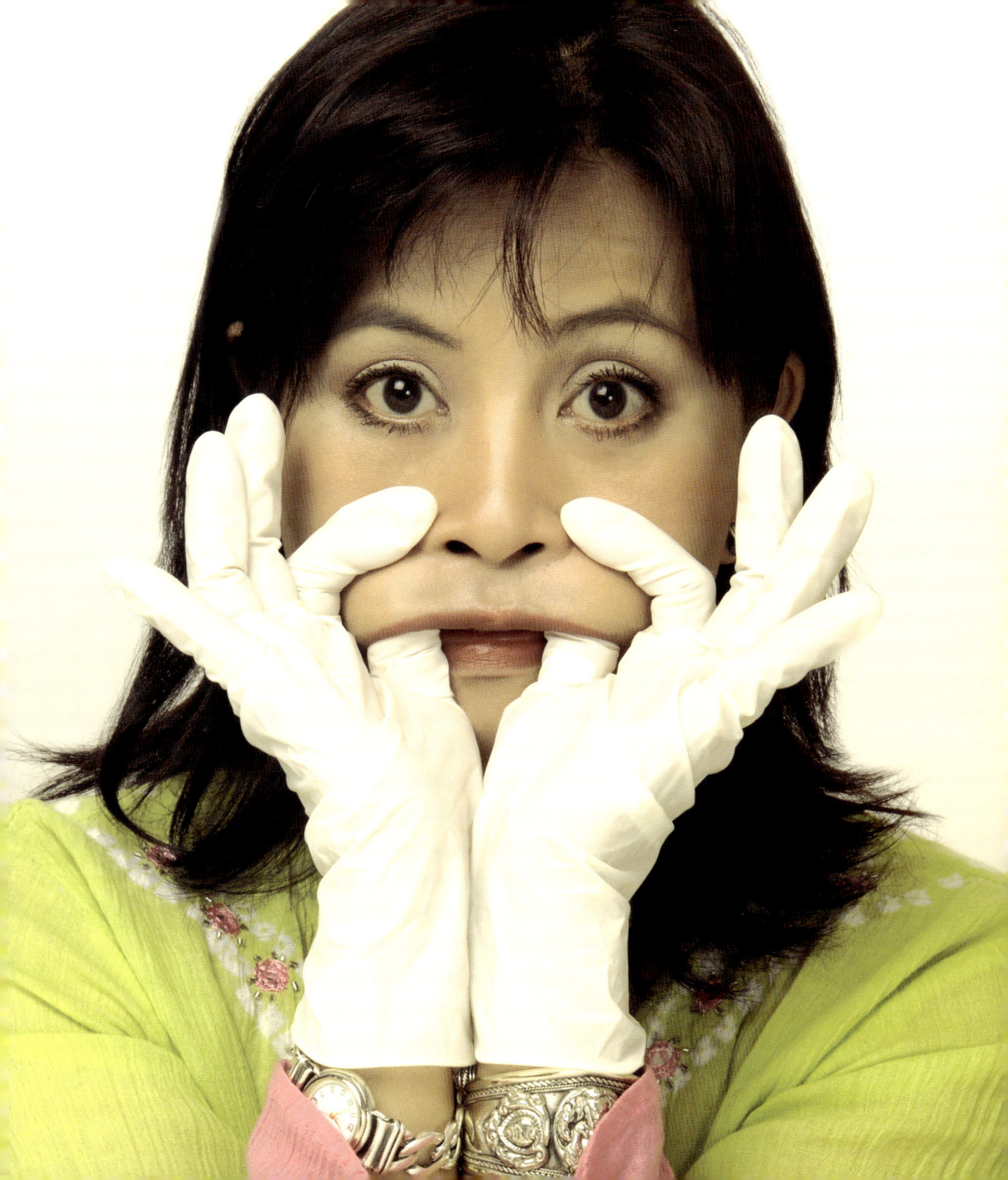

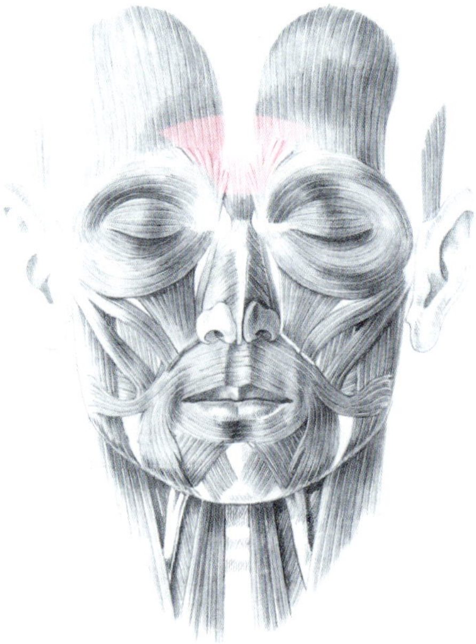

6. Übung

STIRNMUSKEL

(zur Minderung der Stirnfalten)

- Bevor Sie mit der Übung beginnen, atmen Sie aus. Danach atmen Sie durch die Nase ein, halten den Atem fünf Sekunden lang an und atmen dann langsam wieder aus.
- Legen Sie, wie auf der Abbildung zu sehen, Ihre Hände auf die Stirn. Legen Sie die Daumen an die Seiten Ihres Kopfes, um so die Position zu stabilisieren. Ziehen Sie mit den Fingern die Haut auf Ihrer Stirn nach hinten.
- Atmen Sie tief ein, ziehen Sie die Augenbrauen zusammen und schauen Sie dabei nach unten.
- Halten Sie diese Position und den Atem zehn Sekunden lang an. Atmen Sie dann langsam aus.
- Wiederholen Sie diese Übung 3-mal. Bitte vergessen Sie nicht, zwischen den Übungen ein- und auszuatmen und sich zu entspannen.

Während Sie sich entspannen, massieren Sie Ihre Stirn, indem Sie sie mit den Kuppen Ihrer Mittelfinger langsam abklopfen.

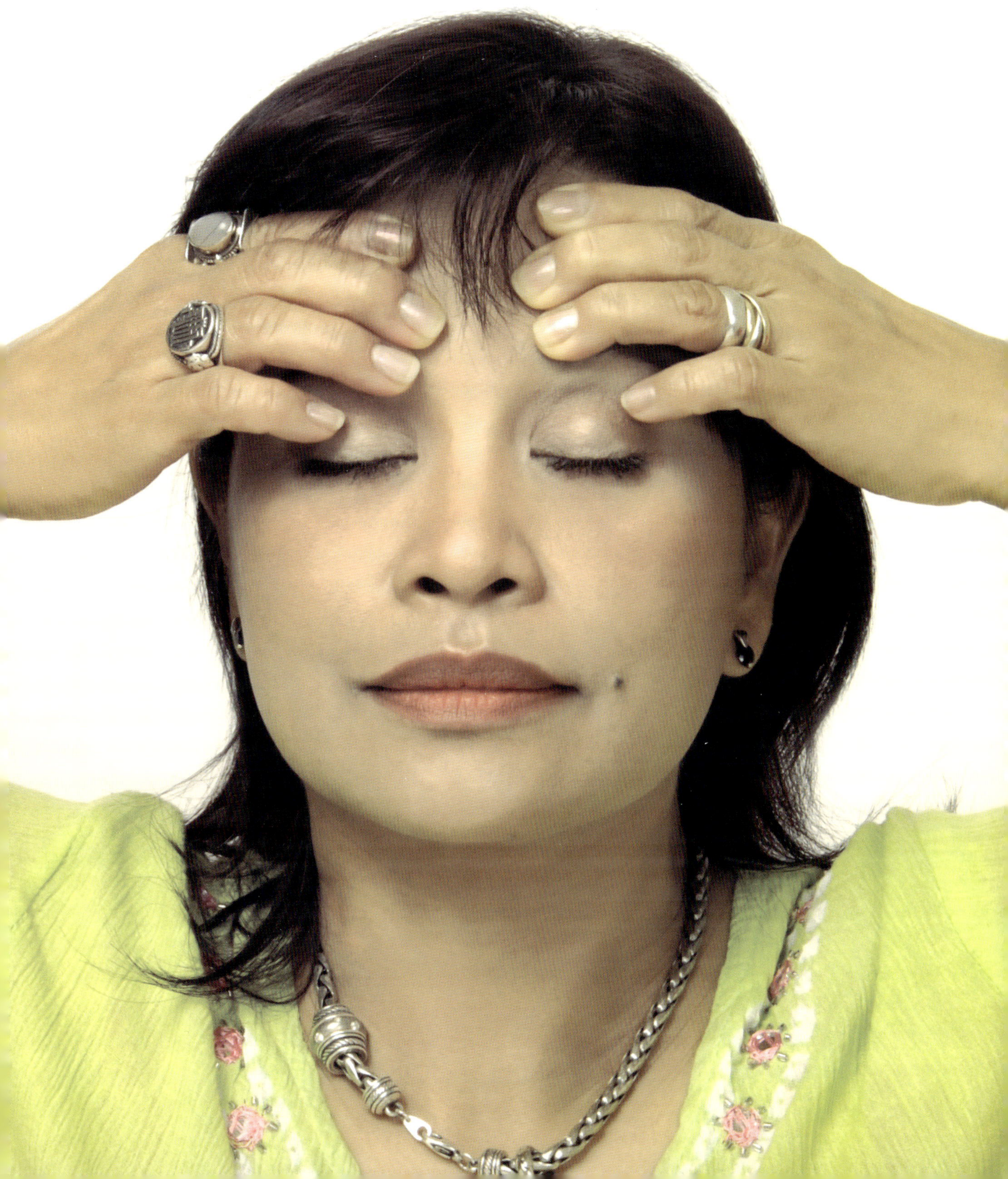

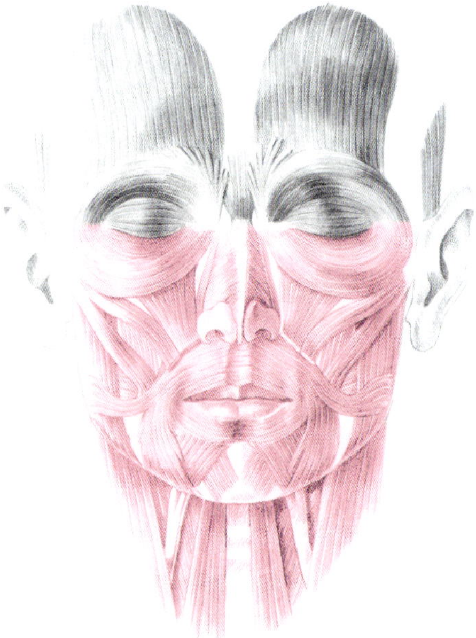

7. *Übung*

HAUPTGESICHTSMUSKELN

(zur Glättung der Lippenfältchen und für vollere Lippen)

- Atmen Sie vor dieser Übung tief ein. Öffnen Sie dann leicht Ihren Mund, rollen Sie die Lippen nach innen und formen Sie sie zu einem »U«.
- Reißen Sie während der Übung Ihre Augen weit auf!
- Nach dem »U« machen Sie mit dem Mund ein großes »O«. Achten Sie darauf, dass Ihre Lippen dabei nach innen gerichtet bleiben. Dann lächeln Sie und ziehen dabei Ihre Wangen nach oben, zur Seite und nach unten. Behalten Sie die Spannung so weit es geht bei. Bitte beachten Sie, dass sich dabei keine Fältchen bilden.
- Halten Sie diese Position und Ihren Atem zehn Sekunden lang an, und atmen Sie dann langsam aus.
- Atmen Sie wieder tief ein, halten Sie den Atem fünf Sekunden lang an und atmen Sie langsam aus. Entspannen Sie sich etwa fünf Sekunden lang.
- Wiederholen Sie diese Übung 3-mal. Bitte vergessen Sie nicht, zwischen den Übungen ein- und auszuatmen und sich zu entspannen.

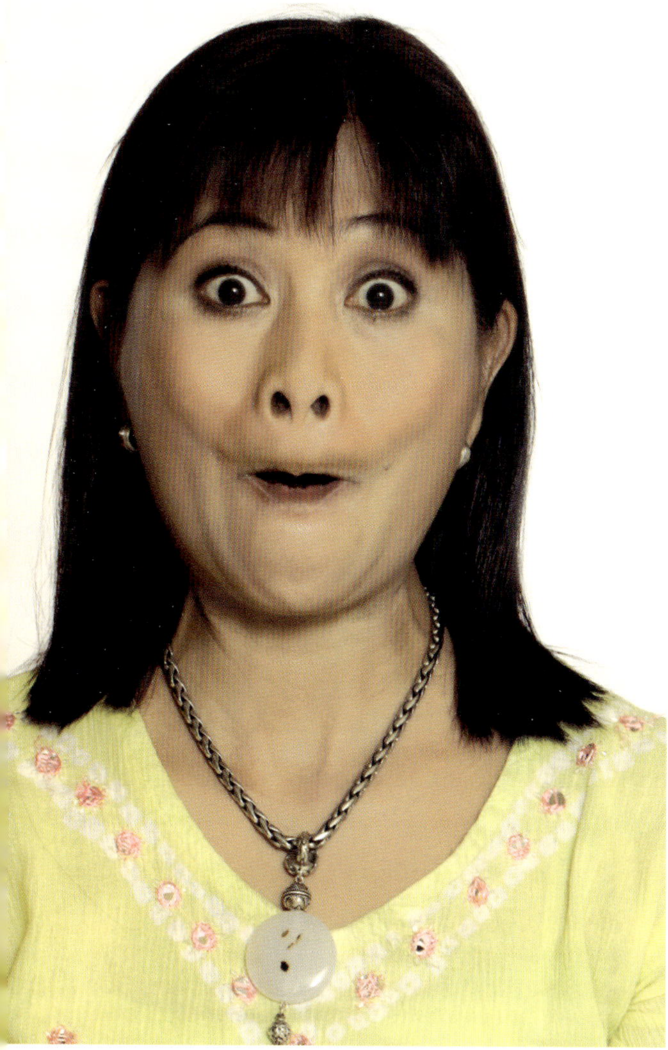

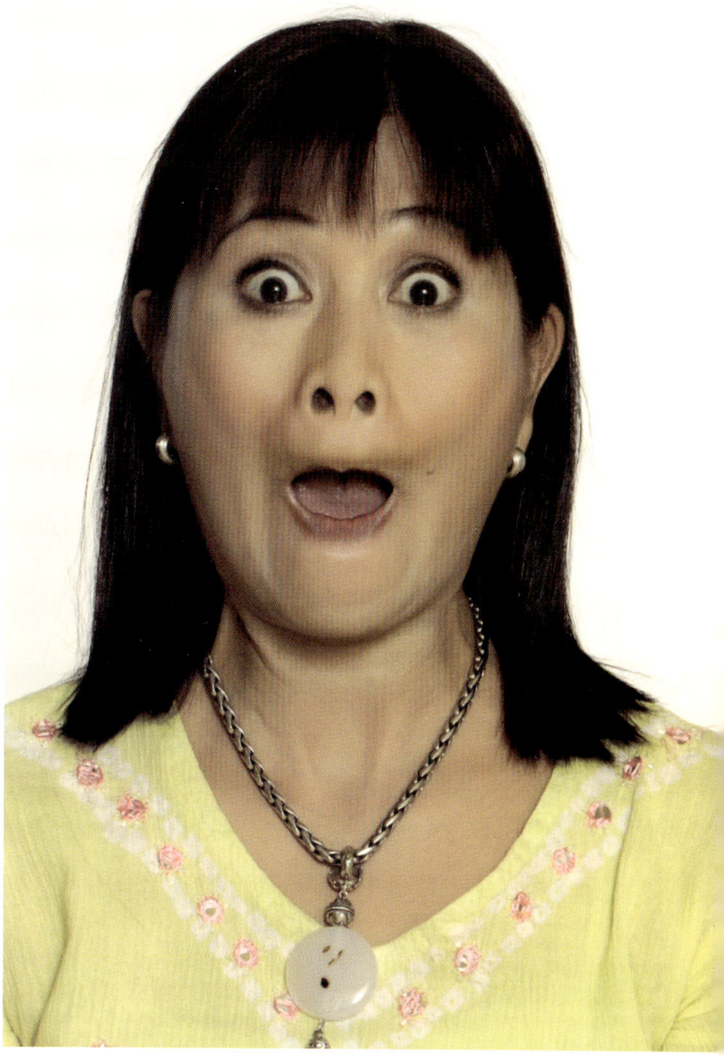

Bitte beachten Sie: Falls sich durch das Öffnen der Augen auf Ihrer Stirn Fältchen bilden, führen Sie die Übung mit geschlossenen Augen durch.

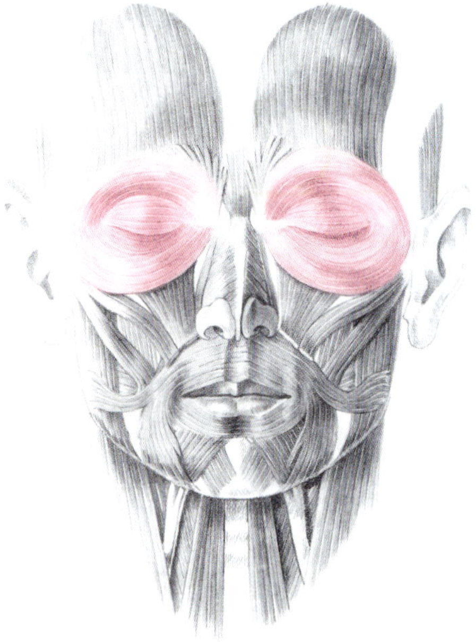

8. Übung

AUSSENMUSKULATUR DER AUGEN

(zur Minderung der Augenfältchen)

- Öffnen Sie Ihre Augen möglichst weit. Legen Sie die Zeigefinger und die Daumen auf die Ober- und Unterlider. Ziehen Sie mit den Mittelfingern die Stirnmuskeln nach oben.

1. Position: Atmen Sie vor der Übung tief ein. Während Sie geradeaus schauen, versuchen Sie, soweit es geht, Ihre Oberlider herunterzuziehen.

- Halten Sie die Position und Ihren Atem zehn Sekunden lang an, und atmen Sie dann langsam aus.

2. Position: Sie bleiben in der Ausgangsposition. Schauen Sie nach oben und versuchen Sie dabei, soweit es geht, Ihre Oberlider herunterzuziehen.

- Bleiben Sie in dieser Position, und halten Sie dabei den Atem zehn Sekunden lang an, atmen Sie dann langsam aus.

3. Position: Sie bleiben in der Ausgangsposition. Schauen Sie nach oben und versuchen dabei, soweit es geht, Ihre Oberlider herunterzuziehen.

- Bleiben Sie in dieser Position, und halten Sie den Atem zehn Sekunden lang an, atmen Sie dann langsam aus.

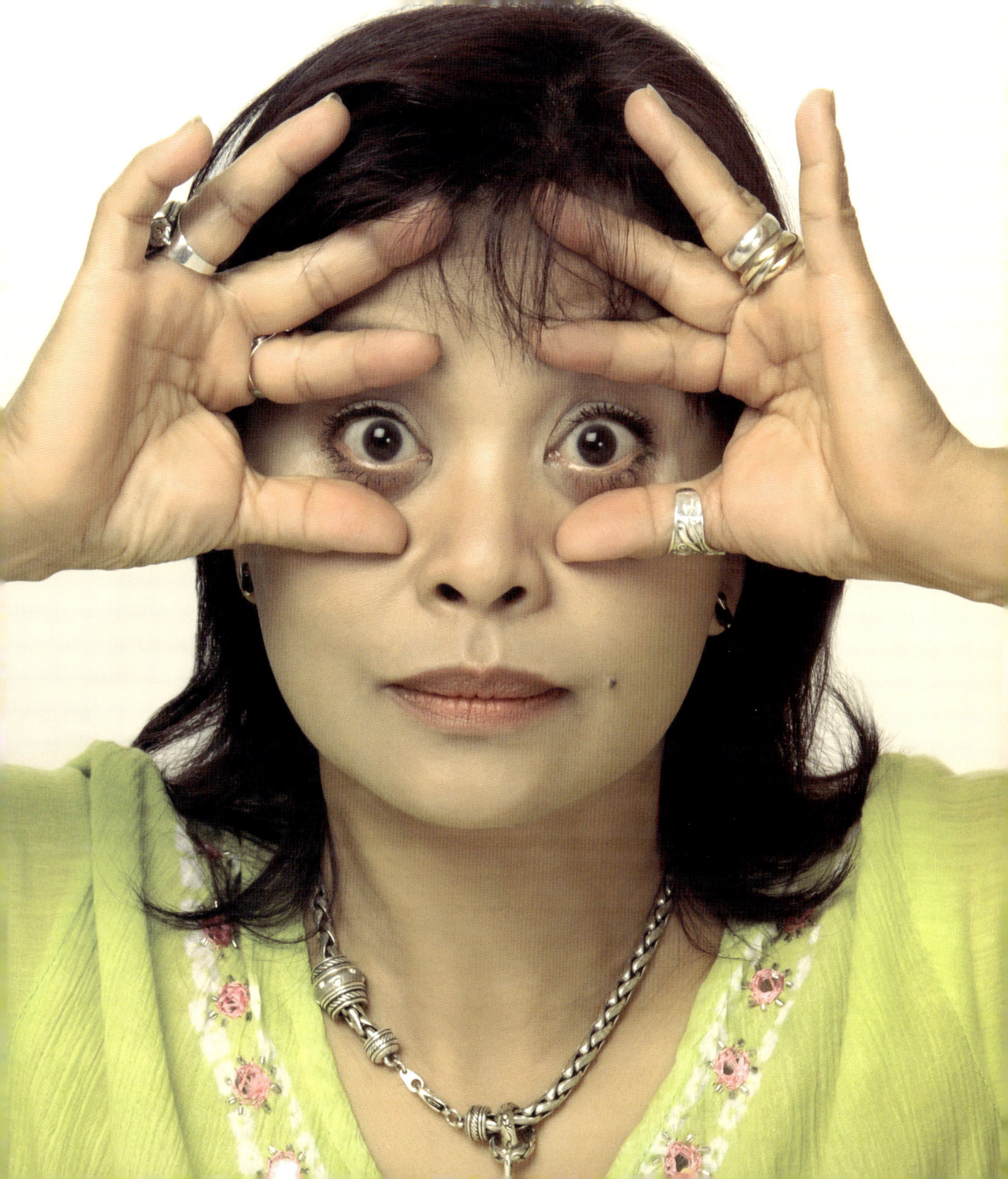

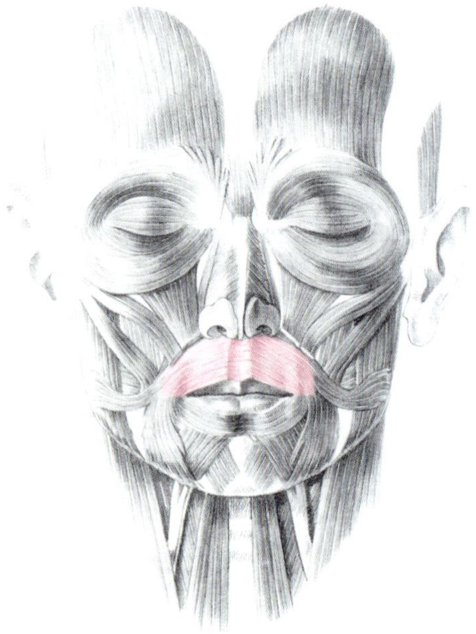

9. *Übung*

MUSKULATUR DES MUNDES (I)

(Glättet Lippenfältchen und sorgt auf natürliche Weise für vollere Lippen)

- Halten Sie mit Daumen und Zeigefingern die Enden Ihrer Oberlippe fest, ohne sie jedoch (seitlich) zu ziehen.
- Atmen Sie vor der Übung tief ein.
- Versuchen Sie aus dieser Position heraus Ihre Lippen zu spitzen, so dass ein leichter Widerstand entsteht.
- Nun ziehen Sie die Lippen vorsichtig mit den Fingern etwa fünf Millimeter zur Seite. Bleiben Sie zehn Sekunden lang in dieser Position, und atmen Sie langsam wieder aus.
- Atmen Sie in der Ausgangsposition wieder tief ein. Halten den Atem fünf Sekunden lang an und atmen Sie langsam wieder aus. Entspannen Sie sich etwa fünf Sekunden lang.
- Wiederholen Sie die Übung 3-mal. Vergessen Sie bitte nicht, zwischen den Übungen ein- und auszuatmen und sich zu entspannen.

Bitte beachten Sie: Nach dieser Übung sollten Sie ein paar Minuten lang nicht sprechen und sich nicht bewegen.

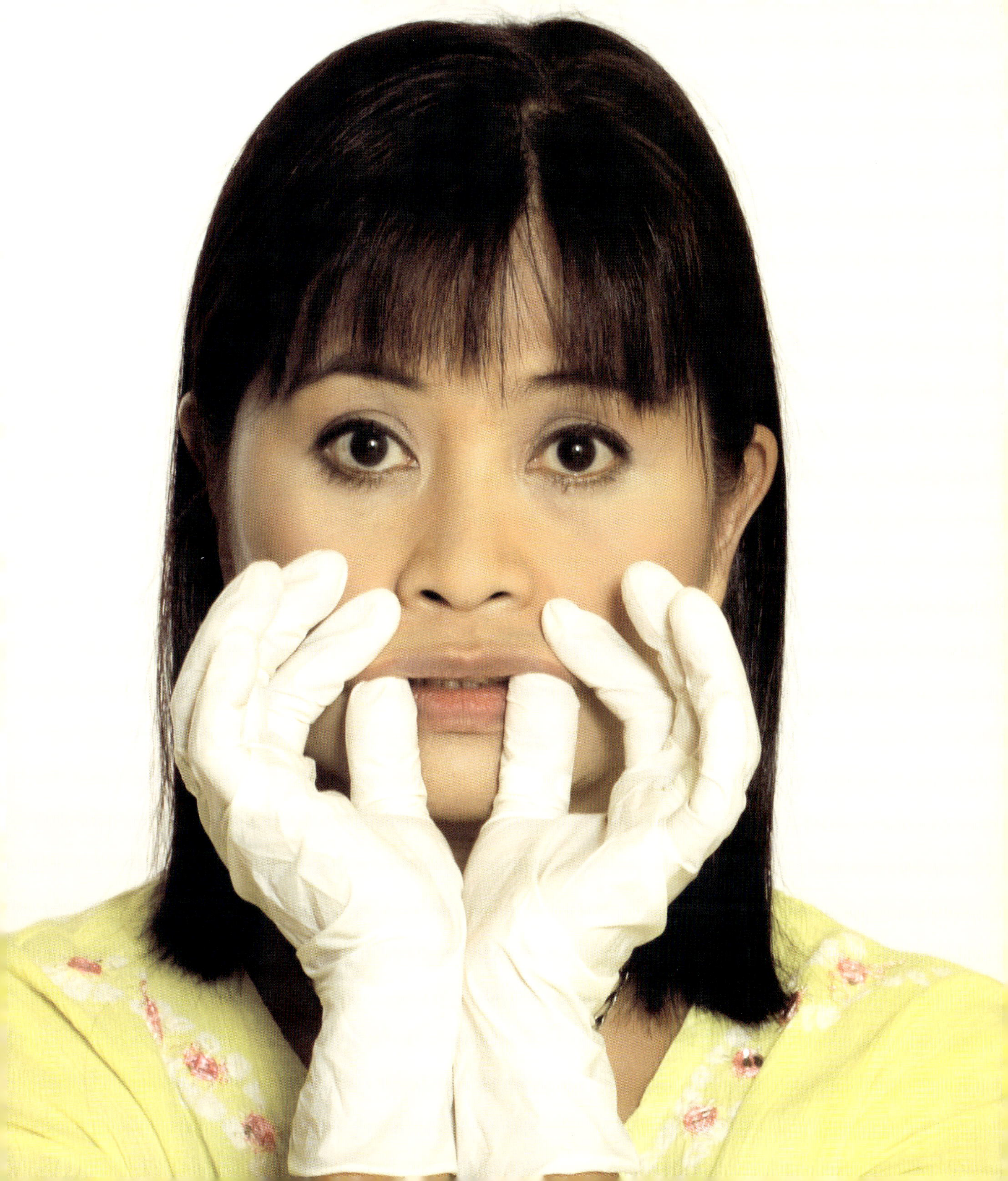

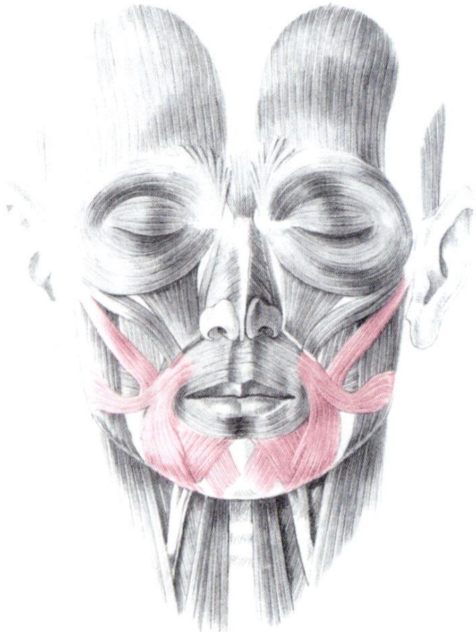

10. *Übung*

WANGEN FESTIGEN

(zur Kräftigung der unteren Wangenpartie)

- Bevor Sie mit dieser Übung beginnen, atmen Sie aus. Danach atmen Sie durch die Nase ein, halten den Atem fünf Sekunden lang an und atmen anschließend langsam wieder aus.
- Legen Sie, wie auf der Abbildung gezeigt, bei leicht geöffnetem Mund die Zeigefinger von innen und die Daumen von außen an die Mundwinkel, die Sie dann leicht nach vorne ziehen.
- Aus dieser Position heraus versuchen Sie die untere Wangenpartie seitlich zu den Ohren hin zu ziehen.
- Halten Sie den Atem an und verharren Sie zehn Sekunden lang in dieser Position.
- Wiederholen Sie diese Übung 3-mal. Vergessen Sie bitte nicht, zwischen den Übungen ein- und auszuatmen und sich zu entspannen.

Bitte beachten Sie: Strecken Sie vor der Übung den Kopf nach oben und ein wenig nach hinten. Heben Sie Ihre Ellenbogen leicht an. Achten Sie darauf, dass die restlichen Finger Unterlippe und Kinn nicht berühren.

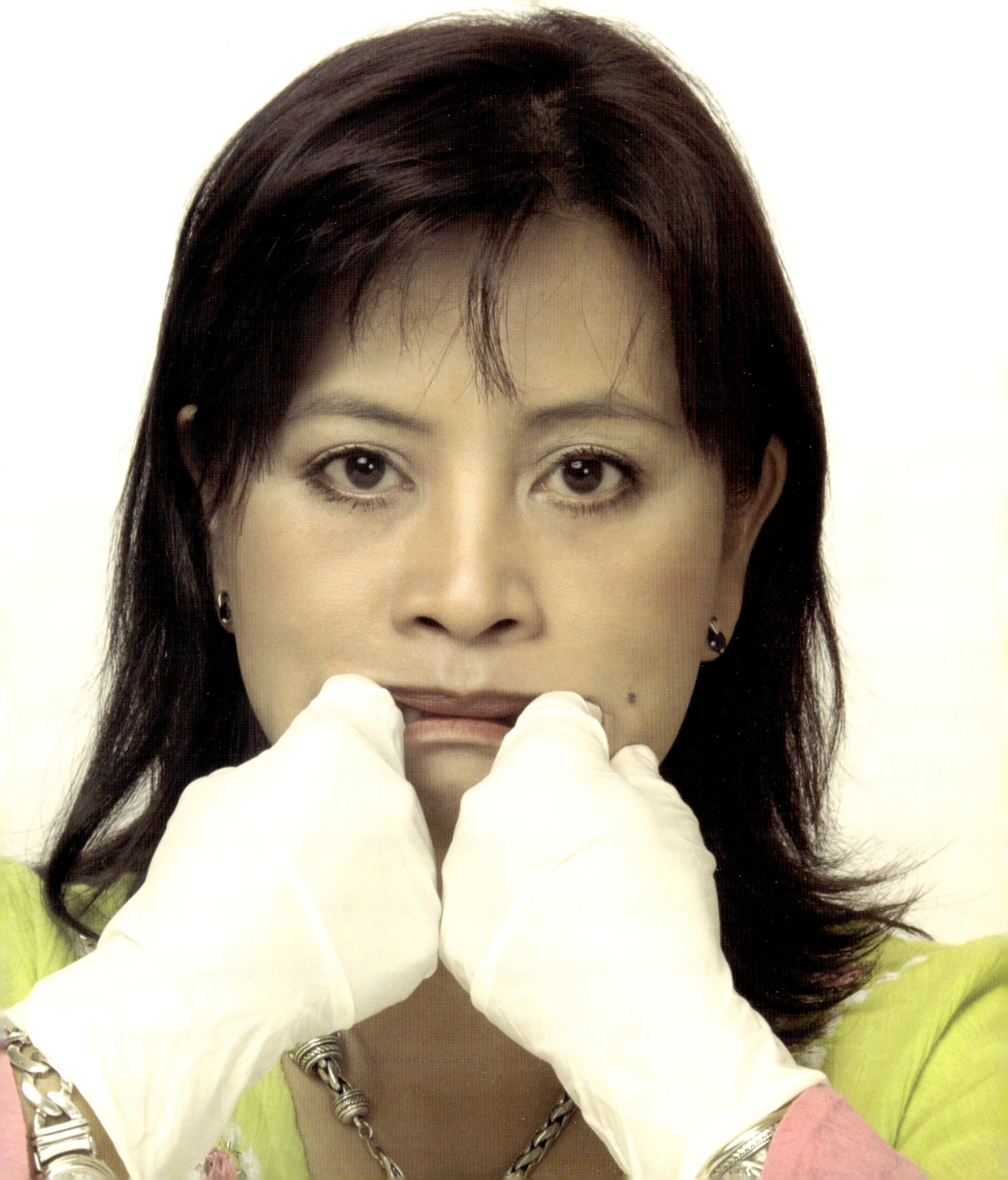

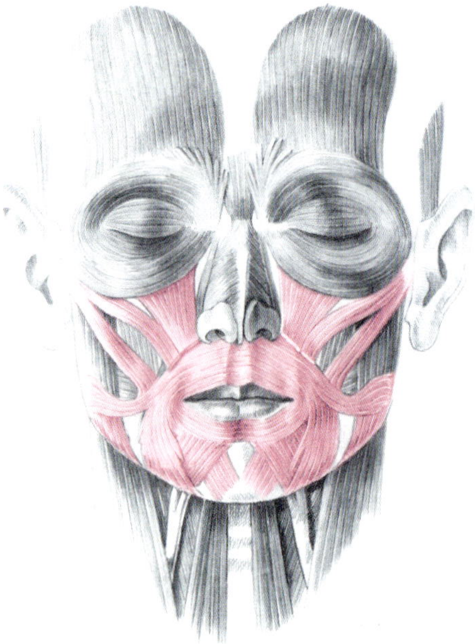

11. *Übung*

STIFT DREHEN

(zur Kräftigung der Wangen-, Mund- und Halspartie)

- Bevor Sie mit dieser Übung beginnen, atmen Sie aus. Danach atmen Sie durch die Nase ein, halten den Atem fünf Sekunden lang an und atmen dann langsam wieder aus.
- Atmen Sie ein, und während Sie den Stift mit Ihren Lippen drehen, schieben Sie Ihr Kinn nach vorne. Heben Sie das Kinn leicht an, und ziehen Sie Ihre Wangen mit einem leichten Lächeln nach oben. Bleiben Sie zwei Sekunden lang in dieser Position. Atmen Sie dann langsam aus, und entspannen Sie Gesicht und Kinn zwei Sekunden lang.
- Halten Sie, wie auf der Abbildung gezeigt, den Stift mit nach innen gerollten Lippen fest.
- Wiederholen Sie diese Übung mindestens 20-mal

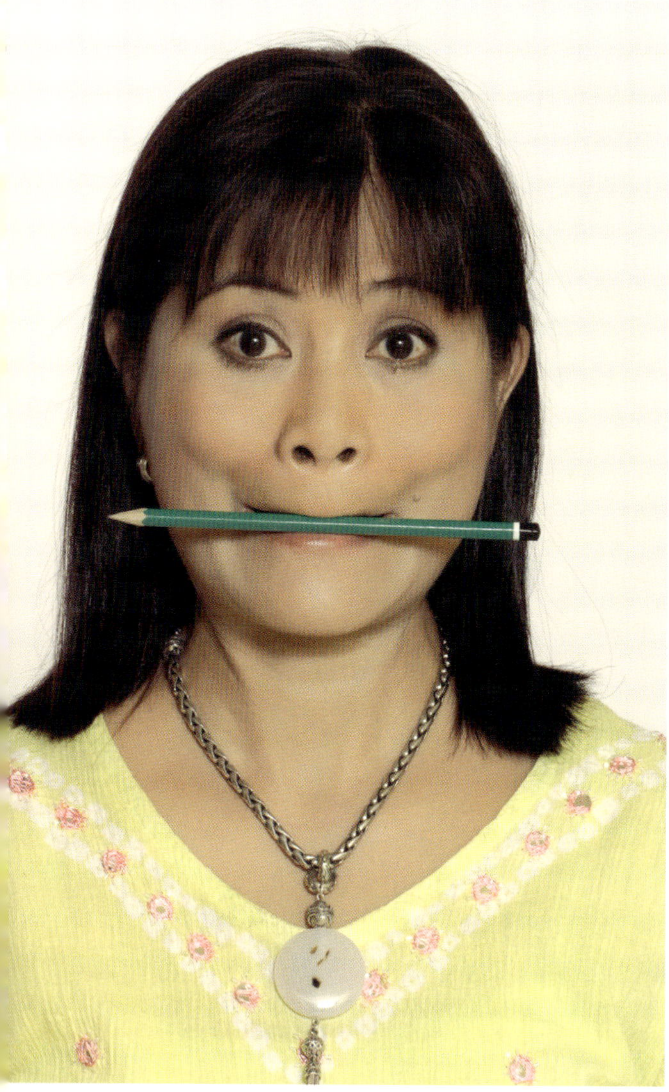

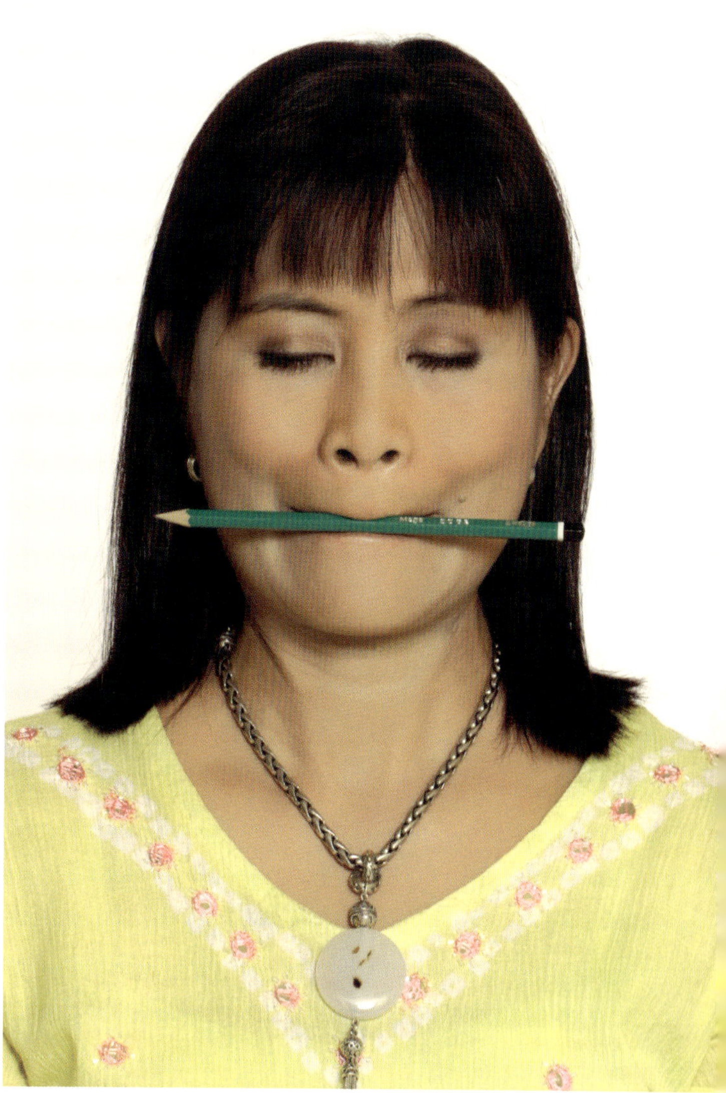

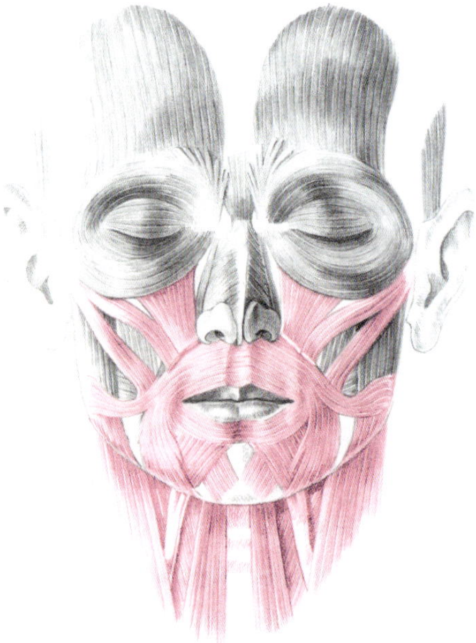

12. *Übung*

LÖFFEL HEBEN

(zur Kräftigung der Wangen-, Mund- und Halspartie)

- Bevor Sie mit dieser Übung beginnen, atmen Sie aus. Danach atmen Sie durch die Nase ein, halten den Atem fünf Sekunden lang an und atmen dann wieder langsam aus.
- Rollen Sie die Lippen nach innen. Legen Sie die nach innen gerollte Oberlippe auf die Oberseite des Löffelstiels und die untere Lippe etwas versetzt an die Unterseite.
- Heben Sie mit Ihrem Unterkiefer den Löffel, und ziehen Sie die Wangen mit einem Lächeln nach oben.
- Bleiben Sie zwei Sekunden lang in dieser Position. Lassen Sie die Wangenmuskeln danach locker.
- Wiederholen Sie diese Übung mindestens 10-mal.

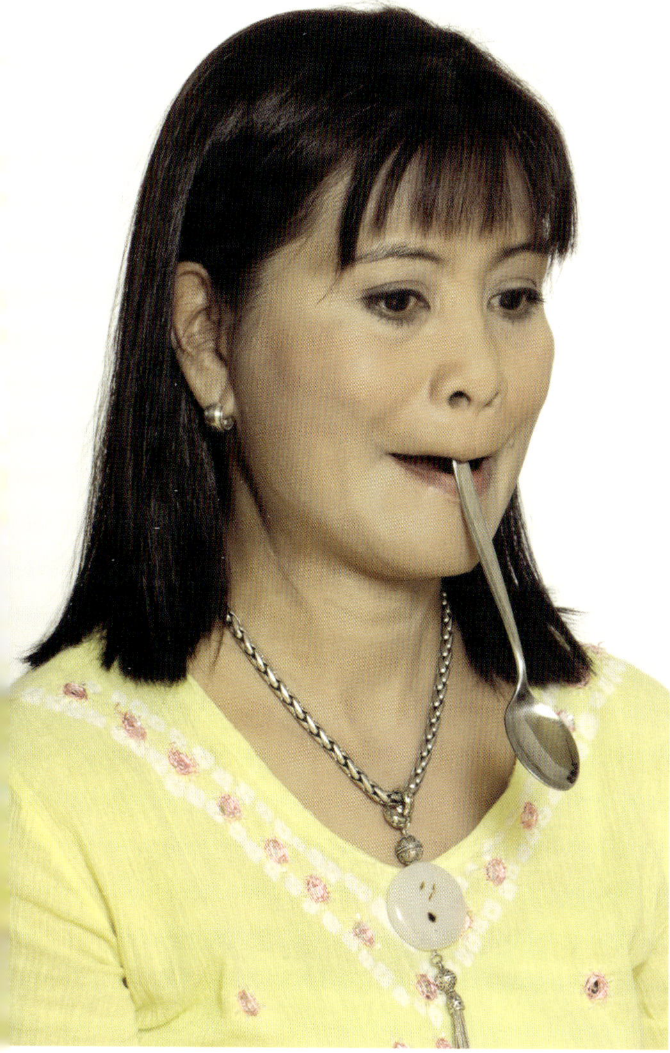

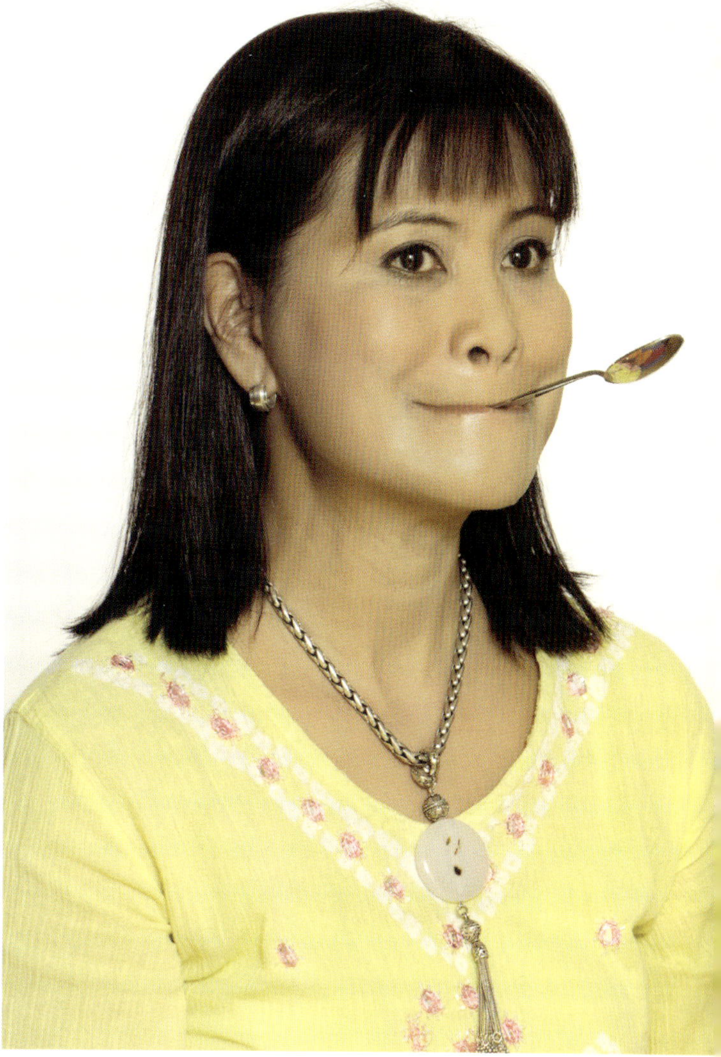

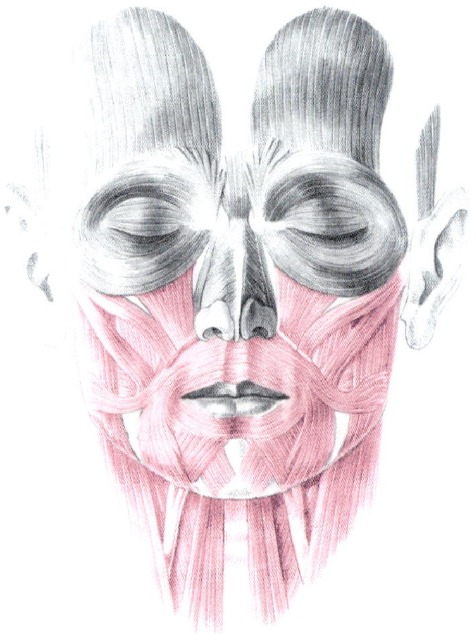

13. *Übung*

MUSKULATUR DES MUNDES (II)

(für eine straffe Lippen-, Kinn- und Wangenpartie)

- Atmen Sie vor dieser Übung tief ein. Während der Übung öffnen Sie die Augen möglichst weit.
- Öffnen Sie Ihren Mund leicht, und rollen Sie die Lippen nach innen.
- Formen Sie mit den Lippen ein »A«, sprechen Sie den Laut aber nicht aus. Bleiben Sie fünf Sekunden lang in dieser Position. Schließen Sie Ihren Mund leicht, ohne jedoch die Position zu ändern. Formen Sie mit Ihren Lippen ein »E«, sprechen es aber nicht aus. Bleiben Sie fünf Sekunden lang in dieser Position. Danach schließen Sie den Mund ein wenig und formen ein »I«. Bleiben Sie fünf Sekunden lang in dieser Position. Ohne die Position zu ändern, rollen Sie die Lippen nach innen und formen ein »O«. Bleiben Sie fünf Sekunden lang in der Position. Zuletzt formen Sie mit den Lippen ein »U« und bleiben fünf Sekunden lang in der Position. Lächeln Sie bei jedem Laut und spannen Sie, soweit es geht, die Wangenmuskeln in drei Richtungen an: nach oben, zur Seite und nach unten. Wiederholen Sie diese Übung 3-mal.

Bitte beachten Sie: Falls sich bei dieser Übung auf den Wangen Fältchen bilden, legen Sie Ihre Handflächen leicht auf, ohne Druck auszuüben. Sollten bei weit geöffneten Augen auf Ihrer Stirn Fältchen entstehen, können Sie die Augen auch geschlossen halten.

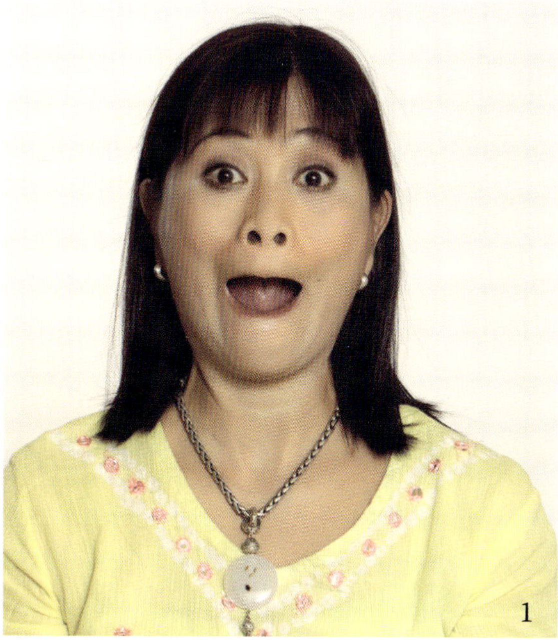
1

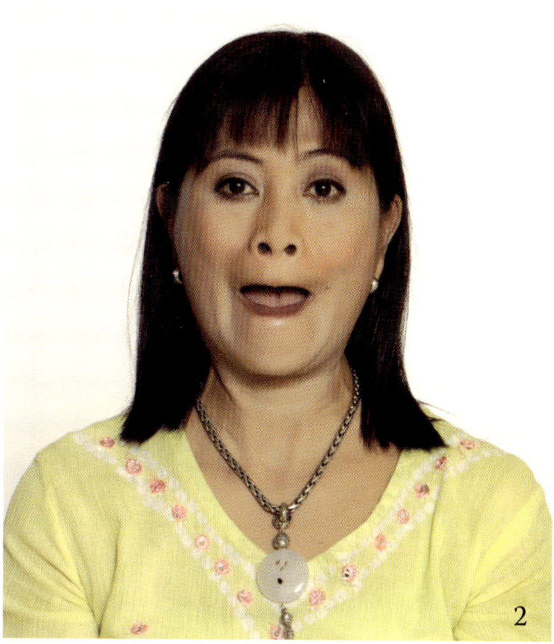
2

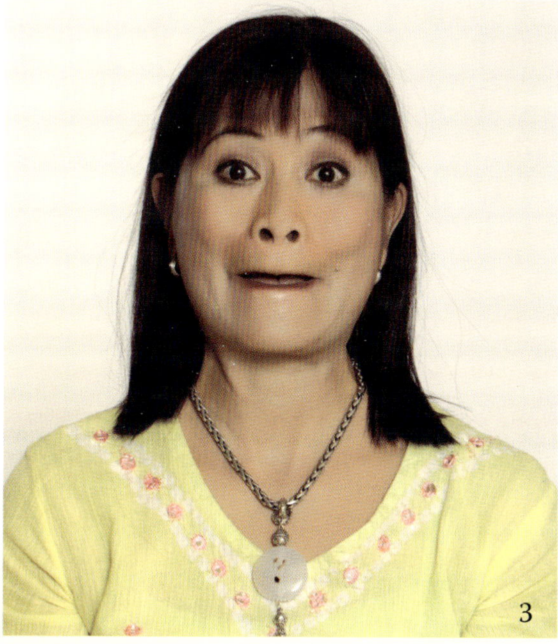
3

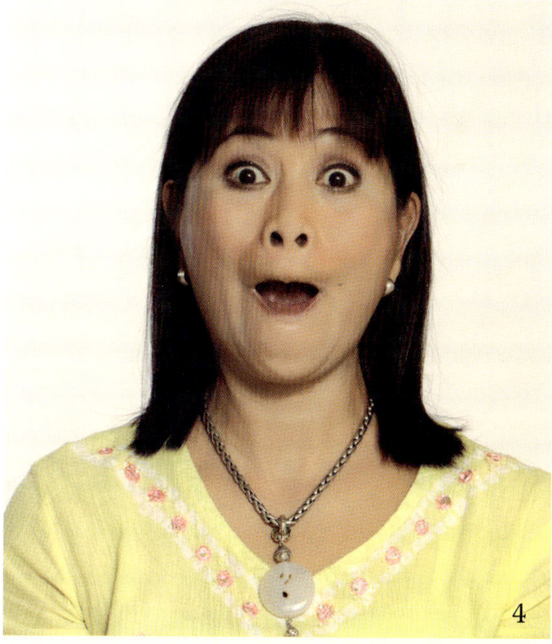
4

Schlechte Gewohnheiten kann man mit der Entwicklung der Persönlichkeit und eines Bewusstseins darüber ablegen. Aber das kann man nur mit Selbstbewusstsein und mit einem starken Willen.

Lourdes J. D. Gabuk

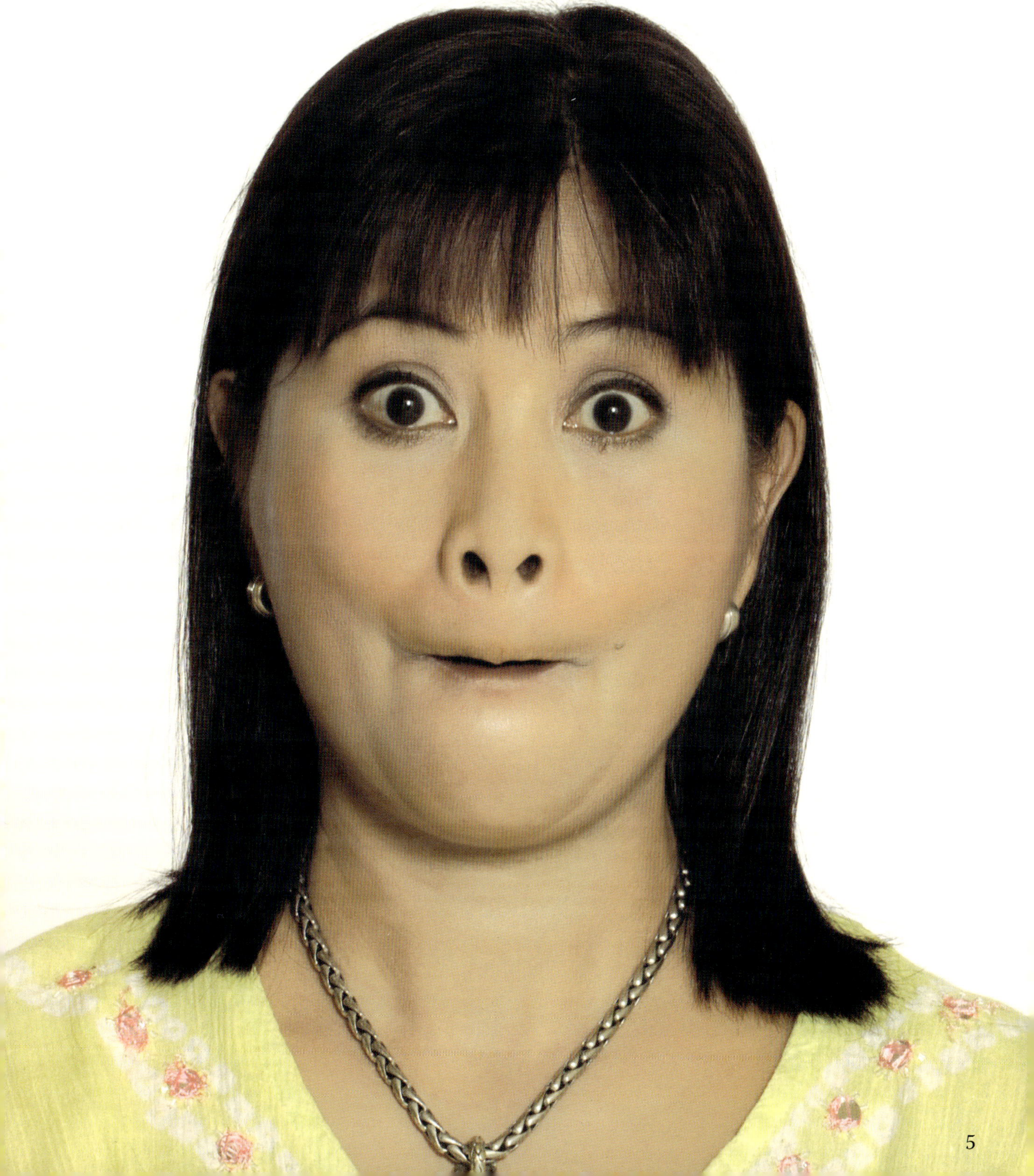

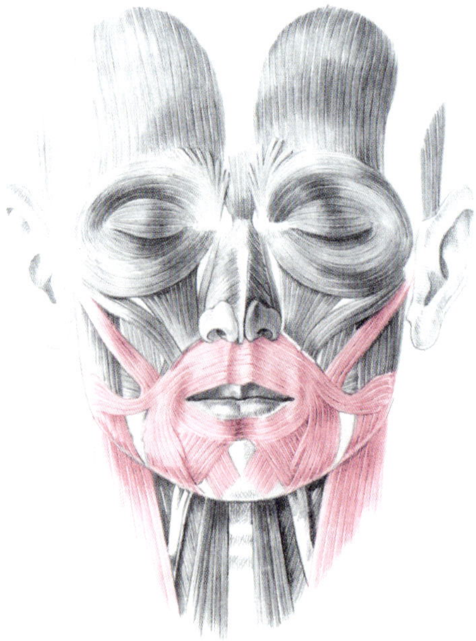

14. *Übung*

UNTERE GESICHTSMUSKULATUR

(zur Kräftigung der unteren Wangenpartie, der Lippen und der Ohrmuskulatur)

- Bevor Sie mit dieser Übung beginnen, atmen Sie aus. Danach atmen Sie durch die Nase ein, halten den Atem fünf Sekunden lang an und atmen dann langsam wieder aus.
- Die Augen und der Mund bleiben während dieser Übung geschlossen.
- Mit einem Lächeln ziehen Sie langsam die Mundwinkel zur Seite.
- Lassen Sie Ihr Lächeln langsam breiter werden und ziehen Sie dabei die Mundwinkel zu den Ohren hoch, als wollten Sie sie berühren.
- »Wenn Ihre Mundwinkel die Ohren erreicht haben«, also gegen Ende der Übung, sollten Sie die Spannung in der Wangen- und Lippenpartie spüren.
- Halten Sie Ihren Atem in dieser Position zehn Sekunden lang an und atmen Sie dann aus.
- Wiederholen Sie die Übung 3-mal

Vergessen Sie nicht, zwischen den Wiederholungen ein- und auszuatmen und sich zu entspannen.

Bitte beachten Sie: Sollten bei dieser Übung Fältchen in der Wangenpartie entstehen, legen Sie einfach leicht die Handflächen auf.

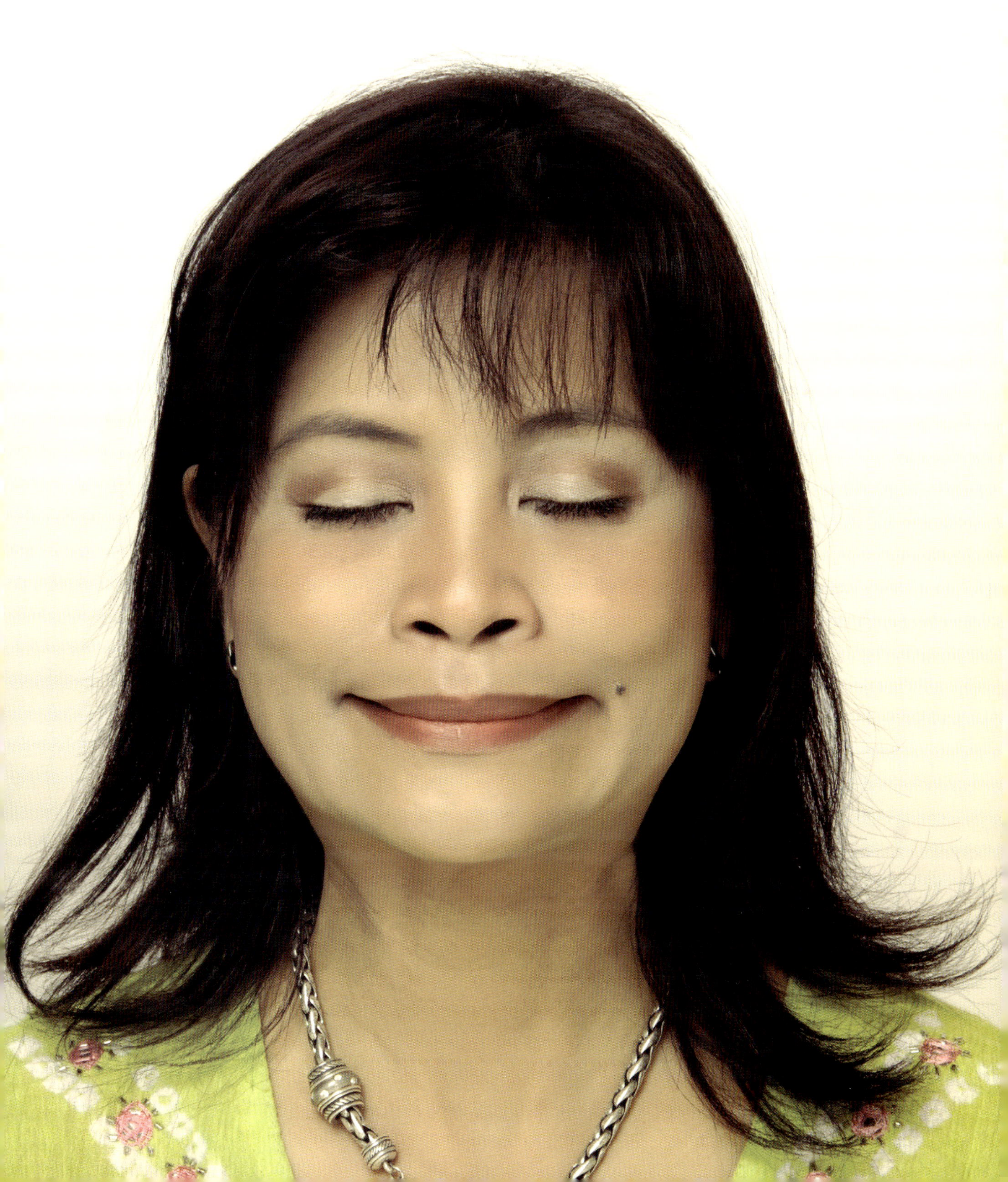

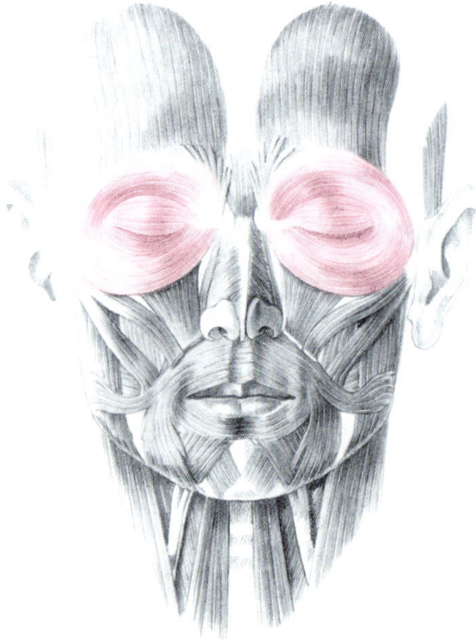

15. *Übung*

AUGENMUSKULATUR

(zur Kräftigung von Augenringmuskel und Lidband)

a) Lassen Sie bei dieser Übung Ihre Augen geöffnet, während Sie ein- und ausatmen.

- Schauen Sie zuerst nach oben, dann nach unten, und wiederholen Sie diese Übung 3-mal.
- Schauen Sie nach rechts oben, dann nach links unten, und wiederholen Sie diese Übung 3-mal.
- Schauen Sie nach links oben, dann nach rechts unten, und wiederholen diese Übung 3-mal.
- Rollen Sie Ihre Augen 3-mal im Uhrzeigersinn, und wiederholen Sie diese Übung danach 3-mal in die entgegengesetzte Richtung.
- Blinzeln Sie mit den Augen. Reiben Sie die Handflächen aneinander, damit Sie warm werden. Bedecken Sie dann Ihre Augen zehn Sekunden lang mit den Handflächen. Während Sie einatmen, lassen Sie die Hände nach außen zu den Ohren gleiten.
- Atmen Sie tief ein, halten Sie den Atem fünf Sekunden lang an, und atmen Sie dann langsam wieder aus. Entspannen Sie sich etwa fünf Sekunden lang.

b) Wiederholen Sie die Übung, diesmal jedoch mit geschlossenen Augen.

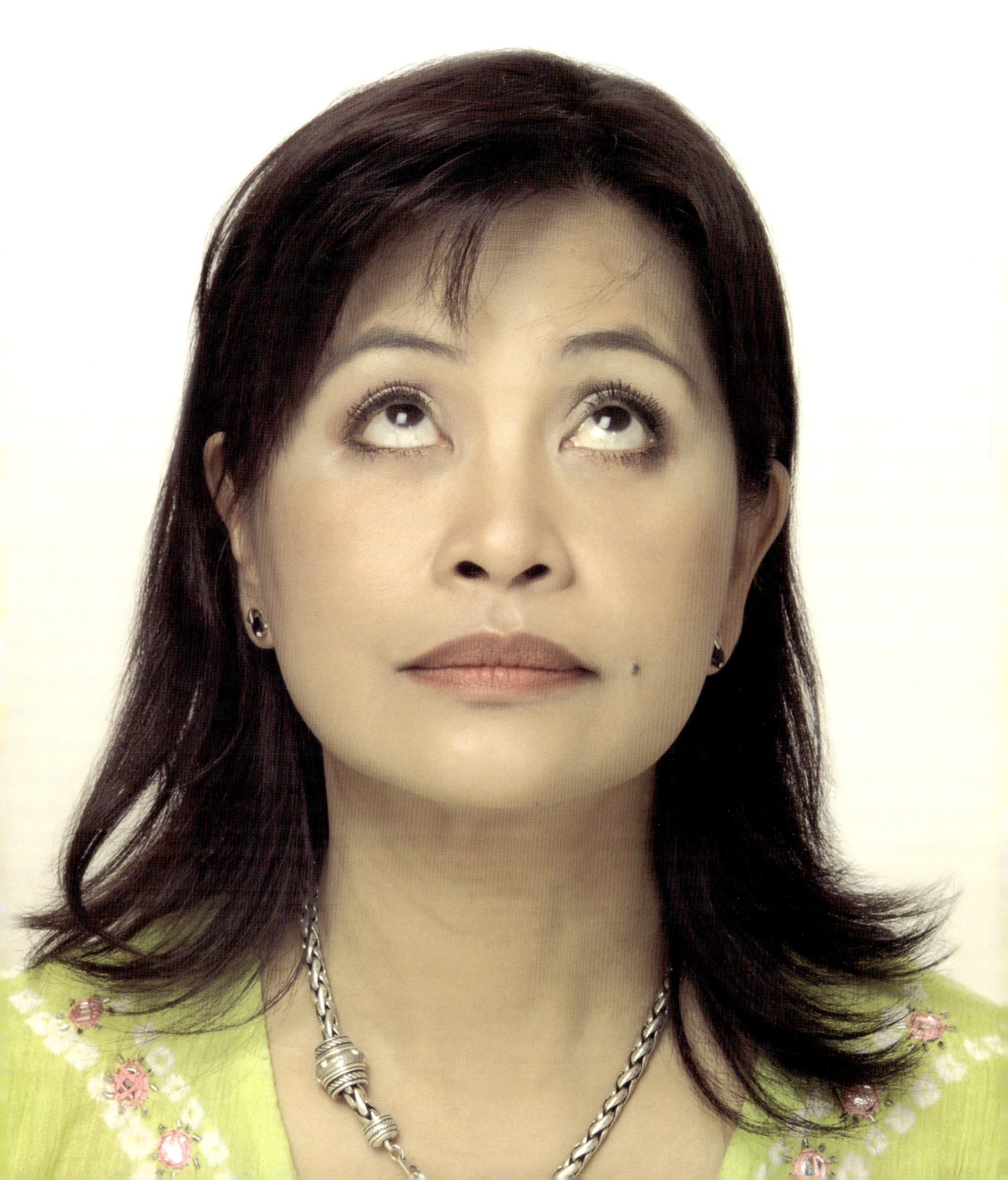

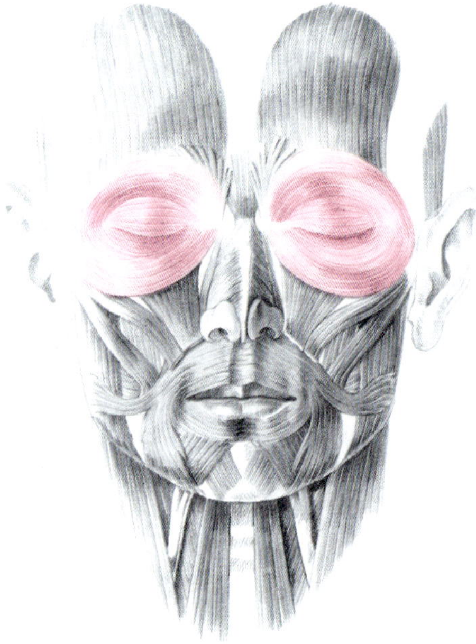

16. *Übung*

AUGENFÄLTCHEN

- Legen Sie die Daumen an den Außenrand Ihrer Augen. Schieben Sie mit den übrigen Fingern die Augenbrauen nach oben. Atmen Sie dabei ruhig ein und aus.
- Ziehen Sie, soweit es geht, die Augenlider zusammen und halten Sie die Anspannung etwa zehn Sekunden lang.
- Schauen Sie nach oben, ohne die Position Ihrer Hände zu verändern, und ziehen Sie die Augenlider zusammen. Halten Sie den Atem in dieser Position etwa zehn Sekunden lang an.
- Schauen Sie nach unten, ohne die Position Ihrer Hände zu verändern, und ziehen Sie die Augenlider zusammen. Halten Sie den Atem an, und bleiben Sie etwa zehn Sekunden lang in dieser Position.
- Blinzeln Sie mit den Augen. Reiben Sie die Handflächen aneinander, damit sie warm werden. Bedecken Sie nun Ihre Augen etwa zehn Sekunden lang mit den Handflächen. Während Sie einatmen, lassen Sie die Hände nach außen zu den Ohren gleiten.
- Atmen Sie tief ein, halten Sie den Atem etwa fünf Sekunden lang an, und atmen Sie dann langsam wieder aus. Entspannen Sie sich etwa fünf Sekunden lang.

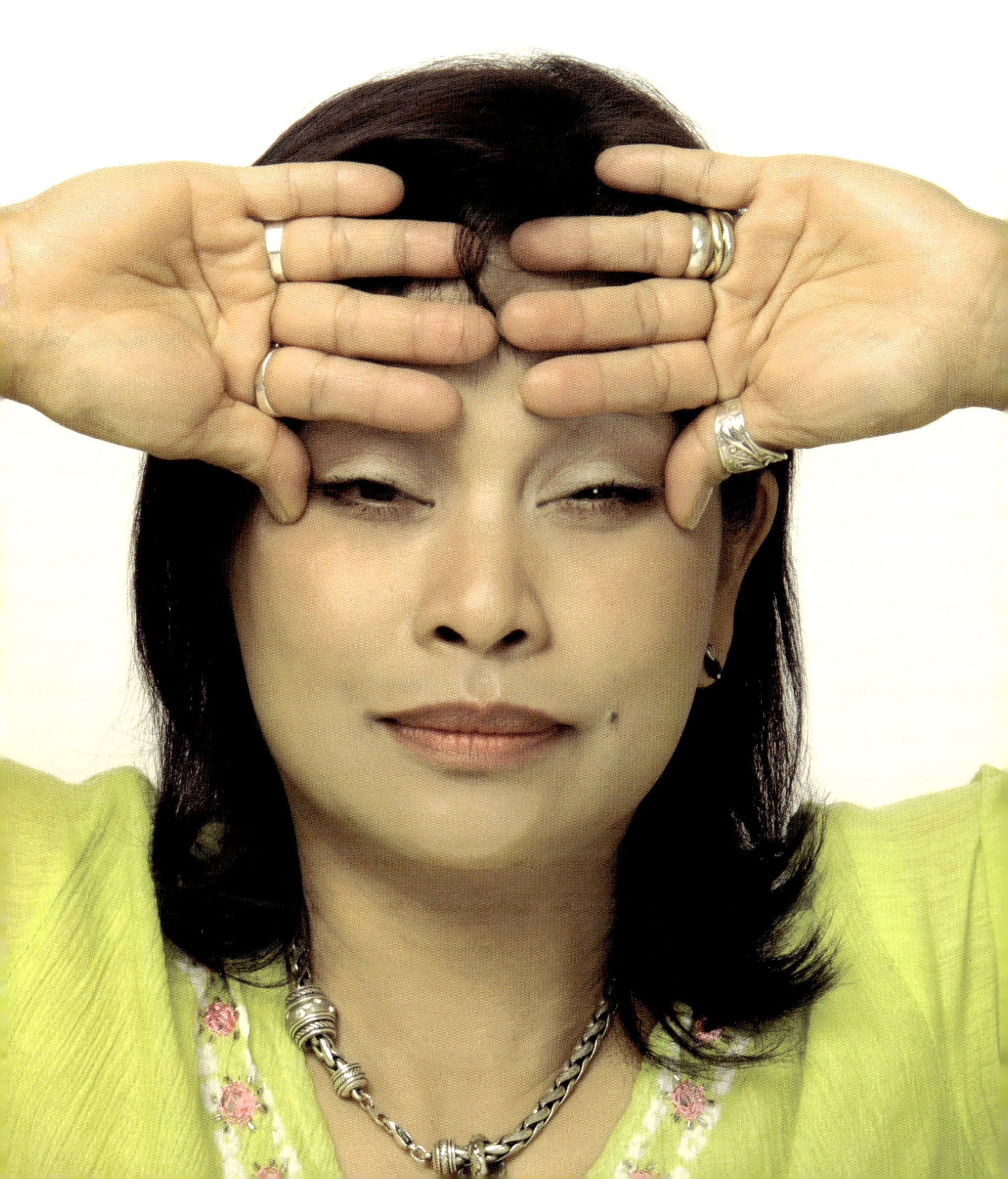

Der Lernprozess beginnt im Innersten …
Fangen Sie mit dem Aufgeben von Egoismus an.
Wenn Sie das verwirklichen,
fließt der Rest wie das Wasser.

Lourdes J. D. Gabuk

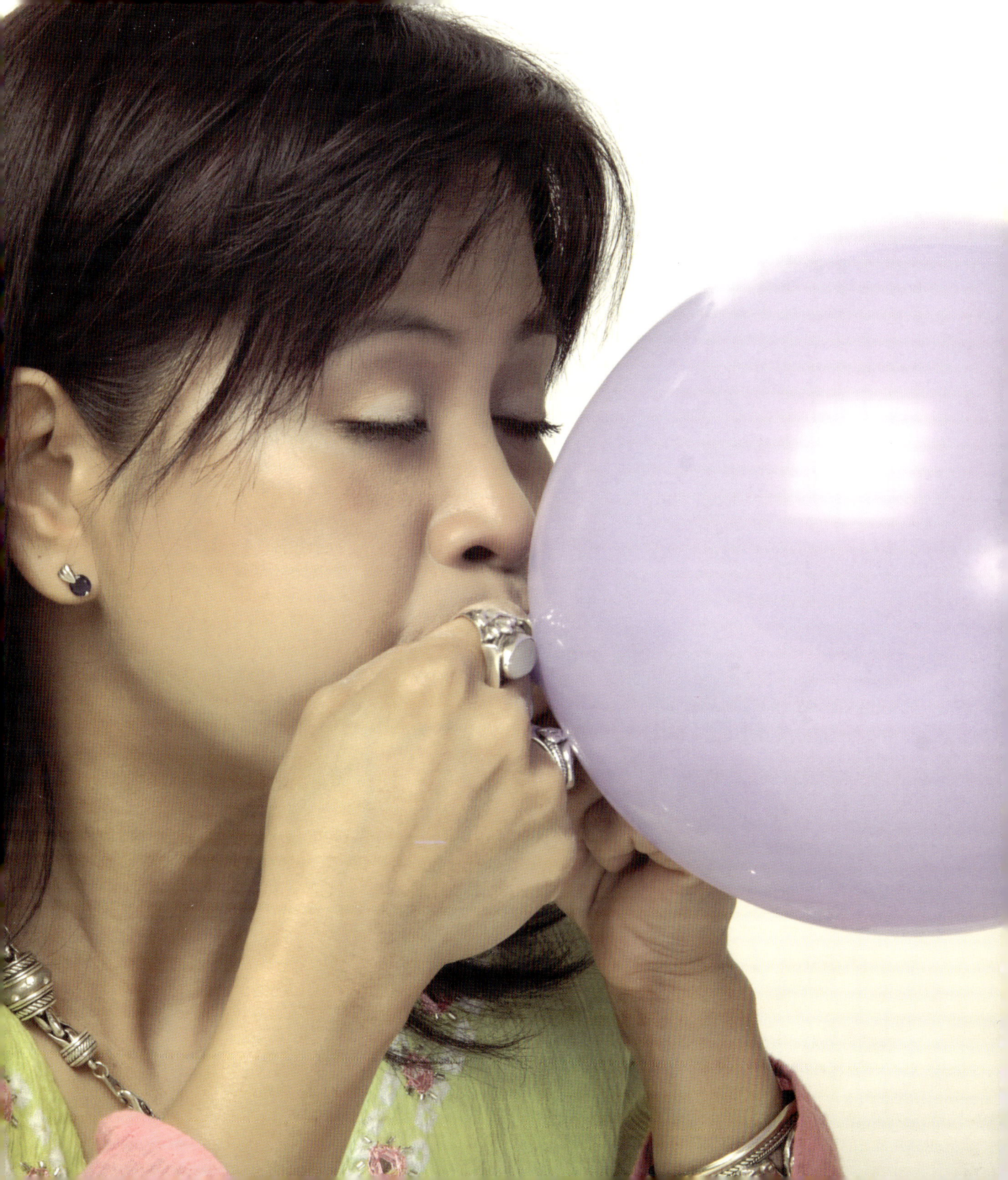

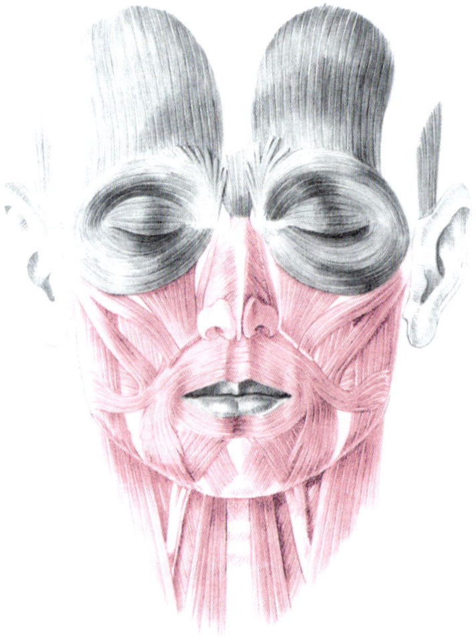

17. *Übung*

LUFTBALLON AUFPUSTEN

(kräftigt die Lungen und die Gesichtsmuskeln)

- Atmen Sie durch die Nase ein und in den Luftballon aus. Blasen Sie dabei die Wangen und den Ballon soweit es Ihnen möglich ist auf. Lassen Sie anschließend die Luft aus dem Ballon langsam in Ihren Mund zurückströmen. Dadurch werden die Muskeln der Mundhöhle massiert. Achten Sie aber bitte darauf, keine Luft zu schlucken!
- Wiederholen Sie diese Übung 3-mal. Nach der Übung sollten Sie etwa zwei Minuten lang nicht sprechen und Ihr Gesicht nicht bewegen.

Bitte beachten Sie: Raucher/innen sollten den Ballon in der ersten Woche nur auf die Größe eines Apfels aufpusten. Sollte Ihnen das sehr leicht fallen, können Sie ihn natürlich auch größer aufpusten.

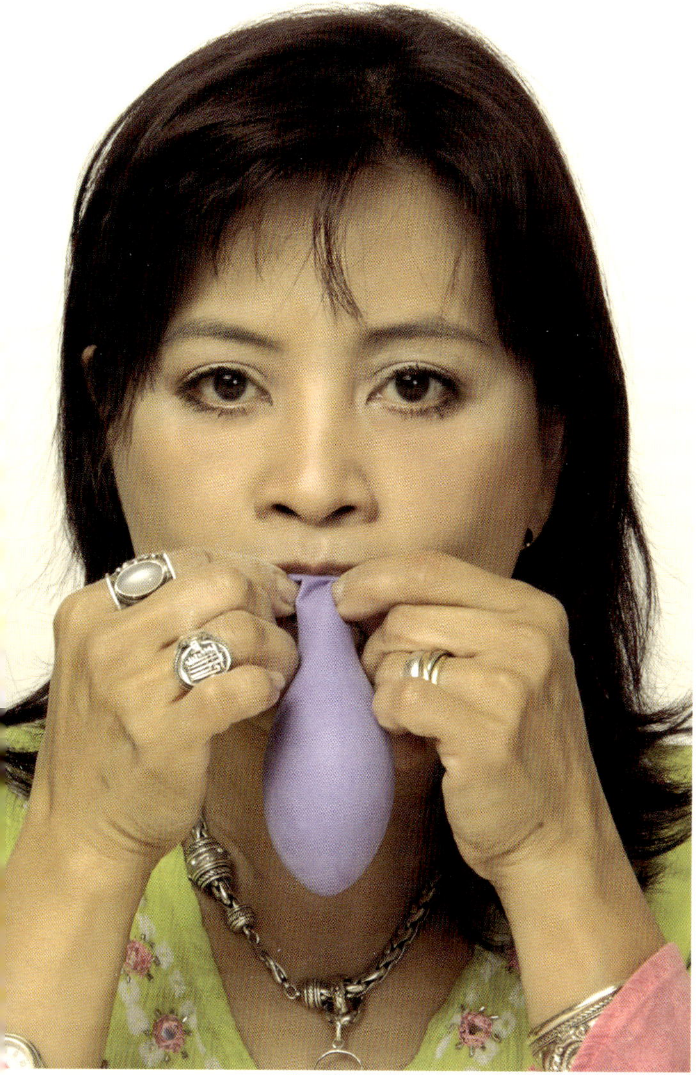

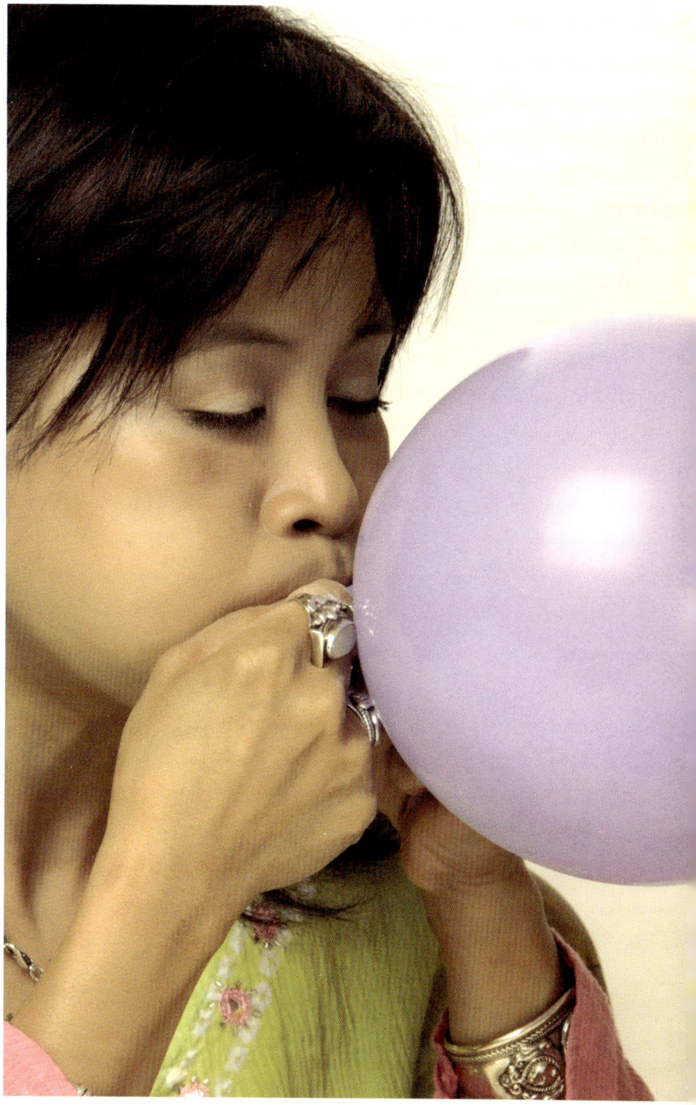

Ein möglicher Weg zum inneren Frieden
führt über die Bescheidenheit.
In diesem unendlichen Kosmos
sind wir doch nur ein Staubkörnchen!
Eigentlich sind wir ein Nichts.
So wie wir aus Erde erschaffen sind,
werden wir wieder zu Erde werden.

Lourdes J. D. Gabuk

WAS BEDEUTET »YOGA FÜR EIN STRAHLENDES AUSSEHEN«?

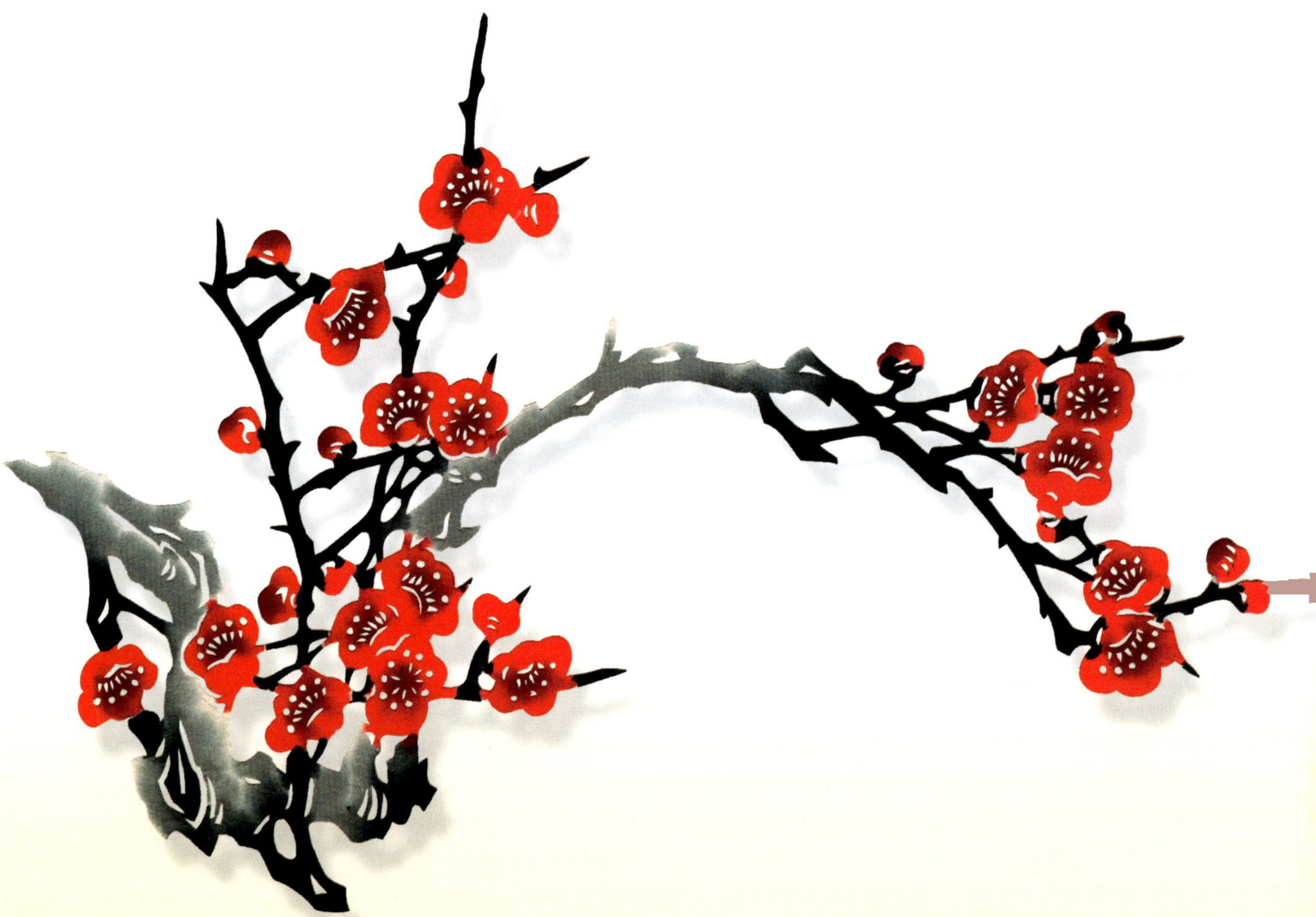

Das Programm »Yoga für ein strahlendes Aussehen« hilft Ihnen, eine gesündere Lebensform sowie ein jüngeres Aussehen zu erreichen.

Es basiert auf zwei Elementen:

I. Den fünf Prinzipien des klassischen Yoga

II. Dem (gesunden) Funktionieren der drei Hauptorgane

I. Die fünf Prinzipien des klassischen Yoga

Die richtige Entspannung, die richtige Atmung, die richtige Ernährung, die richtigen Übungen, positives Denken

Die richtige Entspannung

Die »richtige Enspannung« harmonisiert Körper und Geist. Praktizieren wir sie nicht, blockieren wir unsere Lebensenergie. Wer also beispielsweise in der Lage ist, während der Arbeitszeit auf diese Weise zu entspannen, wird mehr Energiereserven in sich wecken können. Der Zustand unseres Geistes und der unseres Körpers sind eng miteinander verknüpft. Sind unsere Muskeln entspannt, so ist es auch unser Geist.

Die richtige Atmung

Ohne Nahrung können wir einige Wochen existieren, aber ohne zu atmen überleben wir nicht länger als ein paar Minuten. Der Sauerstoff, den wir mit jedem Atemzug aufnehmen, sorgt dafür, dass die Nahrungsmoleküle in den Zellen aufgespalten werden und in Energie umgewandelt werden können. Wie viel Sauerstoff auch in der Atmosphäre existieren mag, wir können immer nur so viel davon speichern, wie unsere roten Blutkörperchen benötigen. Falls nicht genug rote Blutkörperchen vorhanden sind, kann unser Körper den nötigen Sauerstoff auch nicht aufnehmen. Daher ergänzen sich die richtige Atmung, die richtige Ernährung, die richtigen Übungen und positives Denken und bilden eine Einheit.

Die richtige Ernährung

Die »richtige Ernährung« bedeutet, dass Sie die richtigen Nahrungsmittel zu sich nehmen. Sie sollten darauf achten, dass Sie Ihrem Körper mit der Ernährung alle notwendigen Vitamine und Mineralien zuführen, dass Sie zum richtigen Zeitpunkt essen und sich bewusst machen, welche Nahrungsmittel Sie miteinander kombinieren.

Die richtigen Übungen

Sie sollten solche Übungen machen, die Ihrer Leistungsfähigkeit und Ihrer Konstitution entsprechen. Wenn Sie mit einem Übungsprogramm anfangen, sollten Sie Ihr Alter, Ihr Gewicht, Ihre Größe, mögliche körperliche Beeinträchtigungen und Ihre Muskel- und Knochenkonstitution mit berücksichtigen.

Wie bei allen anderen Bewegungsformen oder Sportarten wie Walking, Jogging, Schwimmen, Aerobic, Tanzen oder Pilates ist beim Yoga die richtige Atmung besonders wichtig, denn während wir uns bewegen, brauchen unsere Muskeln Sauerstoff, um Energie verbrennen zu können.

Wie Sie sehen, hängen die Prinzipien des Yoga eng zusammen.

Positives Denken

Versuchen Sie, Ihr Leben konstruktiv zu betrachten, negative Wörter und Gedanken zu vermeiden, und Sie werden merken, dass sich Ihr Dasein in einem anderen, geordneterem Umfang gestaltet. Um das dementsprechende »System des positiven Denkens« zu praktizieren, sollten Sie versuchen, die folgenden fünf Emotionen und negativen Grundhaltungen unter Kontrolle zu bringen: Ärger, Neid, Hass, Angst, Egoismus

Suchen Sie sich zuerst die Emotion/Grundhaltung aus, mit der Sie am meisten Schwierigkeiten haben, und versuchen Sie dann ein Jahr lang, sie unter Kontrolle zu bringen. Innerhalb von fünf Jahren können Sie es so schaffen, alle fünf Emotionen mehr oder minder zu kontrollieren und dadurch positives Denken zu erlernen.

II. Die Funktionen der drei Hauptorgane

Die drei unten aufgeführten Hauptorgane des menschlichen Körpers sollten gesund und funktionstüchtig sein, damit die Übungen des Programms »Yoga für ein strahlendes Aussehen« Ihre Wirksamkeit entfalten können:

1) Die Lunge: Mit Hilfe der richtigen Atmung können Sie die volle Kapazität Ihrer Lungen ausnutzen.

2) Der Darm: Durch spezielle Übungen lernen Sie, die Darmtätigkeit zu aktivieren.

3) Die Wirbelsäule (und das Gehirn): Durch gezielte Übungen können Sie diese Bereiche kräftigen.

Möchten Sie dieses Wissen und diese Prinzipien anwenden? Dann sollten Sie für das gesunde Funktionieren dieser drei Hauptorgane sorgen. Auf den folgenden Seiten finden Sie ein Kapitel mit entsprechenden Übungen. Im Anschluss empfehle ich Ihnen ein Übungs- und Gesundheitsprogramm zur täglichen Anwendung. Dieses Programm hat einen positiven Effekt auf die Gesichts-Yogaübungen.

DAS TÄGLICHE ÜBUNGSPROGRAMM

Übungen, die Sie am besten vor dem Frühstück durchführen:

a) Gesunde Körperübungen:

1. Die Yoga-Atmung (Bauch- und Brustatmung). Im Bett oder auf dem Boden durchführbar.
2. Die seitliche Blasebalg-Atmung: In 3er-Sets je 6-mal wiederholen.
3. Übungen für den Darm: In 4er-Sets wiederholen.
4. Übungen für die Wirbelsäule: In 3er-Sets wiederholen.

b) Innere und äußere Reinigung:

1. Für die innere Reinigung: Geben Sie einen Teelöffel Zitronensaft und eine Prise Salz in ein Glas mit lauwarmem Wasser und trinken es. Dieser Vorgang dient zur Reinigung Ihrer Speiseröhre und des Verdauungstrakts.

2. Für die äußere Reinigung: Duschen Sie nur mit lauwarmem Wasser. Zusätzlich lösen Sie einmal in der Woche zehn Esslöffel Meeressalz in 1,5 Liter Wasser auf und begießen sich damit. Dadurch sorgen Sie für ein Gleichgewicht von negativen und positiven Energien und steigern Ihr Wohlbefinden.

3. Trinken Sie nach dem Duschen ein Glas warmes Wasser mit einem Teelöffel Zitronensaft oder Apfelessig sowie einem Teelöffel Pinienhonig. Sollten Sie zu Sodbrennen neigen, verwenden Sie stattdessen Zitronensaft, da dieser im Magen alkalisch wird.

4. Die Gesichts-Yogaübungen: Markieren Sie auf dem Gesichtsmuskel-Diagramm (siehe S. 14) die Bereiche, die Sie für sich trainieren wollen. Für die etwas schwierigeren Partien sollten Sie die Übungen an sechs Tagen in der Woche durchführen und pro Tag 3-mal anwenden. Am siebten Tag sollten Sie auf jegliche Übungen verzichten, damit sich Ihr Gesicht erholen kann.

Sie sollten mit den Körperübungen beginnen. In den folgenden Kapiteln erfahren Sie dann, wie die Atemübungen praktiziert werden.

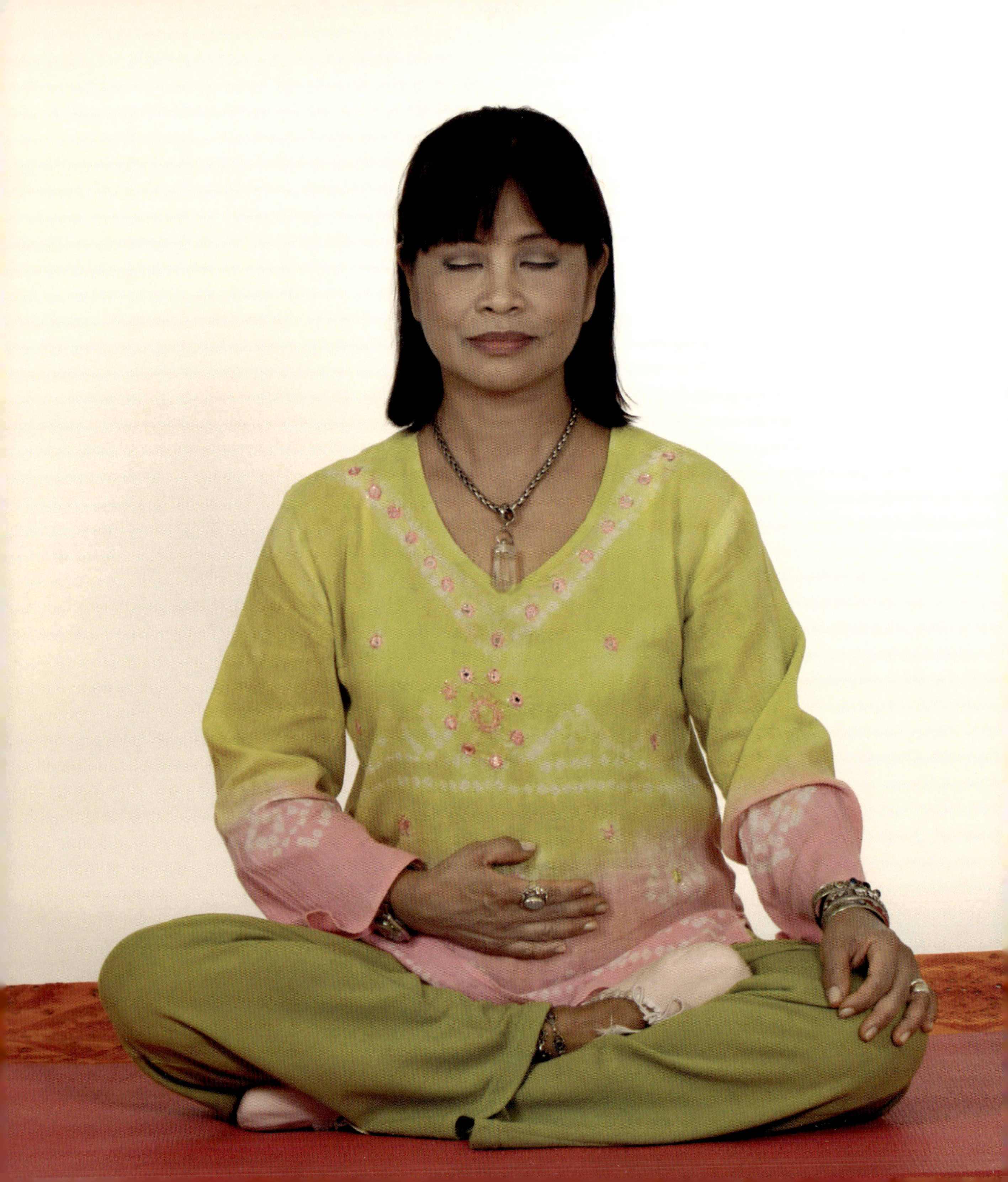

ATEMÜBUNGEN

Die Wahrheit liegt in der Stille.
Lausche ihr …

Lourdes J. D. Gabuk

WAS BEDEUTET »RICHTIGES ATMEN«?

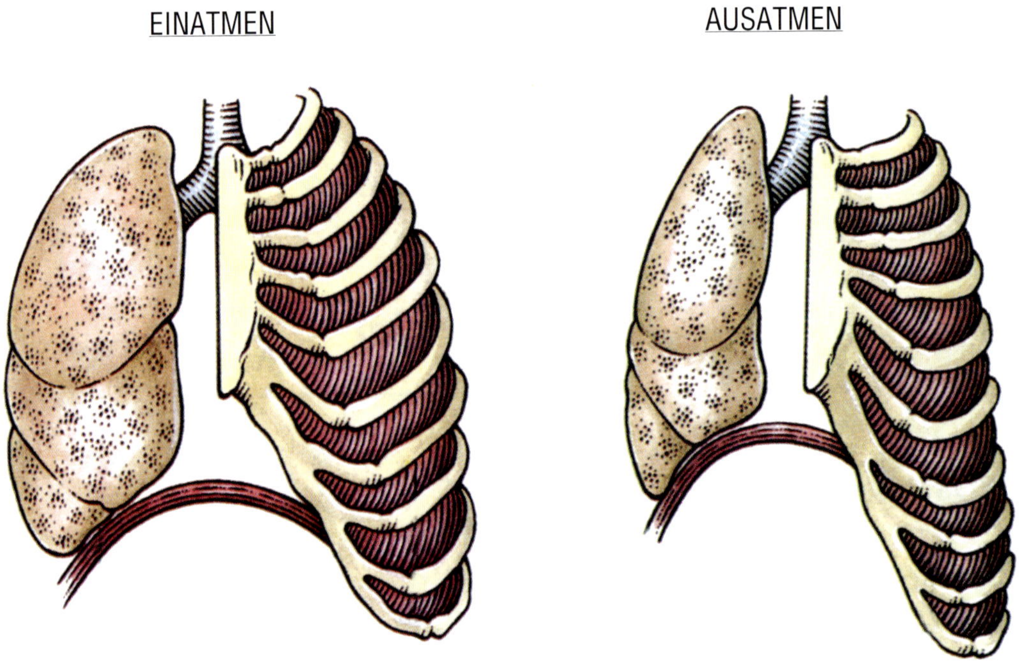

1. Während des Einatmens durch die Nase entspannen sich die Bauchmuskeln und der Bauch dehnt sich aus.
2. Die Luft strömt über die Luftröhre in die Lunge.
3. Das Zwerchfell senkt sich ab, die Lungen werden mit Luft gefüllt, und der Brustkorb weitet sich.

1. Während die Luft durch die Nase ausgeatmet wird, spannen sich die Bauchmuskleln an.
2. Dadurch zieht sich der Brustkorb zusammen und die verbrauchte Luft wird ausgeatmet.
3. Das Zwerchfell zieht sich nach oben, die Lunge wird zusammengedrückt.

WARUM YOGA-ATEMÜBUNGEN?

- Die Technik der Yogaübungen schafft eine Einheit zwischen Körper und Geist, zwischen Bewusstsein und Unterbewusstsein.
- Die einfachste, aber wichtigste Atemübung ist die »Bauch- und Brustatmung«. So atmen wir »richtig« und bringen unsere Lungen zu vollem Einsatz. Der Körper, insbesondere das Gehirn, wird dadurch mit reichlich Sauerstoff und der Lebensenergie »Parana« versorgt.
- Die Atmung spielt bei den Gesichts-Yogaübungen eine immanente Rolle, da Sauerstoff verbraucht wird, sobald die Gesichtsmuskeln aktiviert werden.
- Sie sollten erst dann mit den anderen Atemtechniken beginnen, wenn Sie sich sicher sind, dass Sie die »Bauch- und Brustatmung« richtig ausführen.
- Wenn der »seitliche Blasebalg-Atem« richtig angewendet wird, reinigt er das gesamte Atmungssystem, die Atemwege, die Stirnhöhlen sowie die Lungen. Ihre organische Gesundheit spiegelt sich also auch in Ihrer Ausstrahlung wider!
- Durch diese Atmung wird das Blut mit Sauerstoff angereichert.
- Diese Übung baut die Bauchmuskulatur auf. Durch ihre Massagewirkung auf Leber, Milz, Bauchspeicheldrüse, Magen und Herz wird der ganze Organismus belebt und die Verdauung gefördert.
- Yoga-Atmung belebt den Geist.
- Sie steigert die Konzentration.
- Das »dritte Auge« öffnet sich.
- Sie stärkt das Verdauungs- und Atmungssystem und stimuliert die Blutzirkulation und das Nervensystem.

1. *Übung*

TIEFE BAUCH-BRUSTATMUNG

- Legen Sie sich auf den Rücken und dabei beide Hände auf den Bauch.
- Atmen Sie zuerst kräftig aus, um dann wieder tief einzuatmen. Dabei füllen Sie erst Ihren Bauch und dann Ihre Brust mit Luft. Spüren Sie, wie sich der Brustkorb dabei dehnt, und ziehen Sie Ihre Schultern langsam nach unten.
- Halten Sie Ihren Atem etwa zehn Sekunden lang an, und atmen Sie dann langsam wieder aus. Während Sie ausatmen, spannen Sie Ihre Bauchmuskeln an. Sie werden spüren, wie sich Ihr Brustkorb zusammenzieht. Ziehen Sie dabei die Schultern ein wenig nach vorne.
- Atmen Sie normal ein und aus, und entspannen Sie sich. Atmen Sie wieder tief ein.
- Wiederholen Sie diese Übung 3-mal und vergessen Sie nicht, sich zwischen den Übungen zu entspannen.

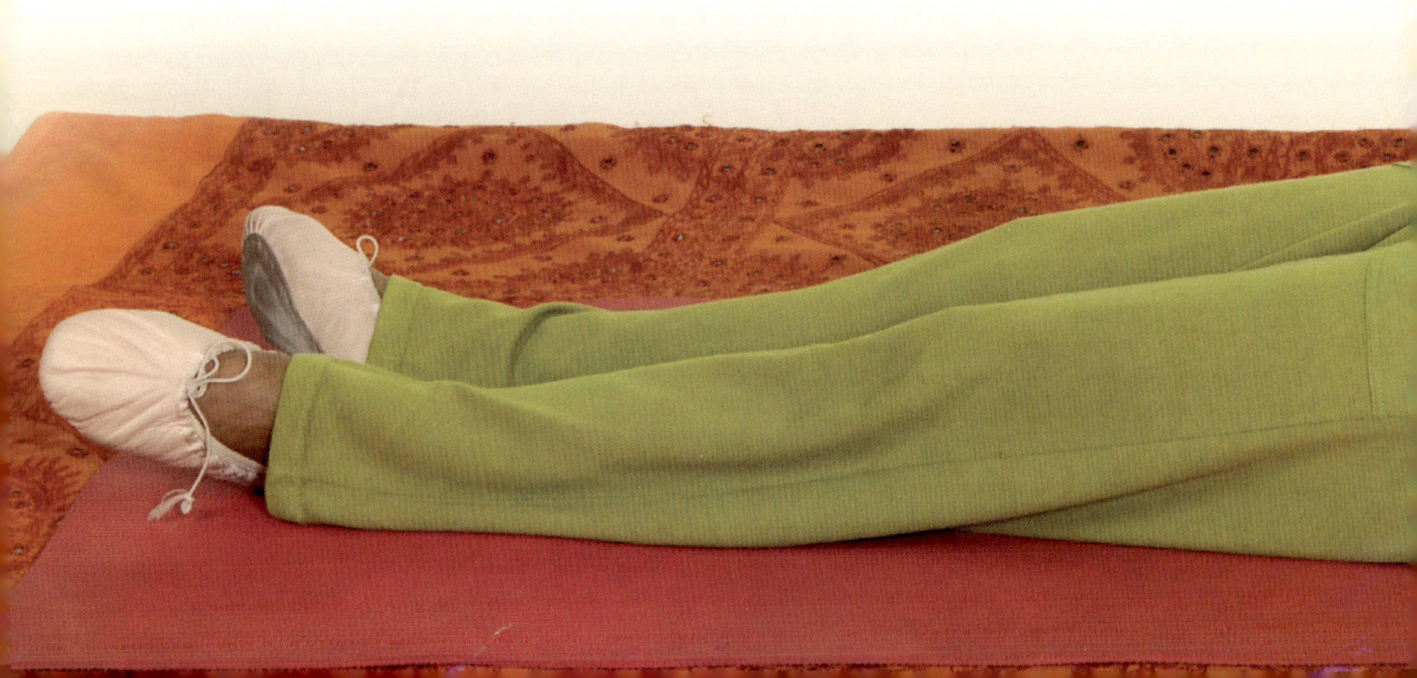

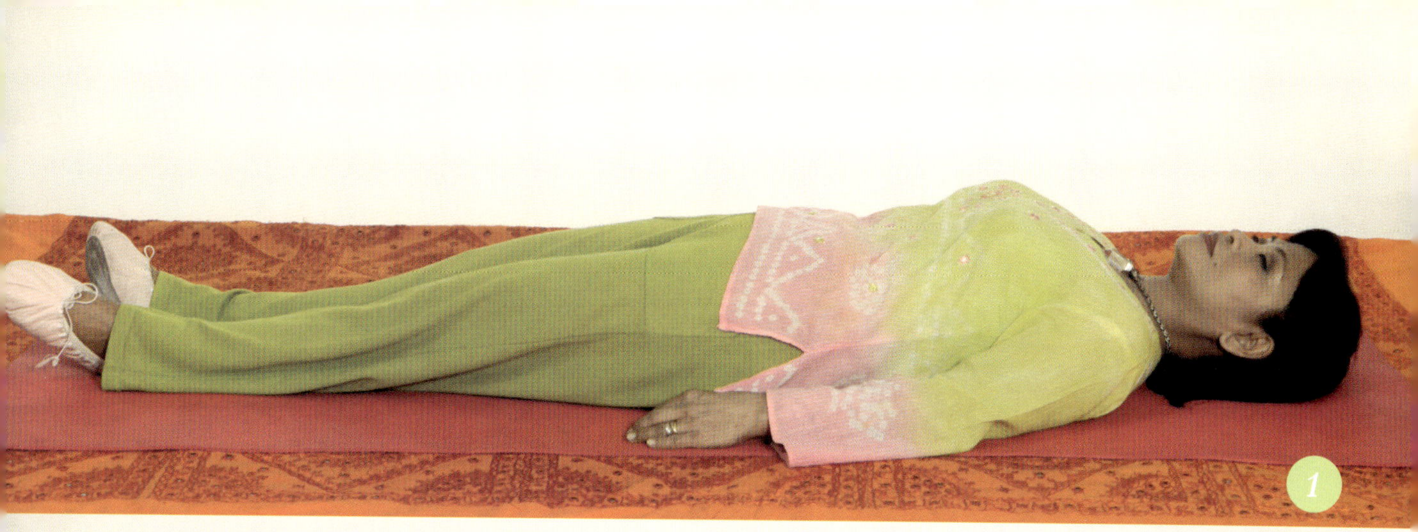

1

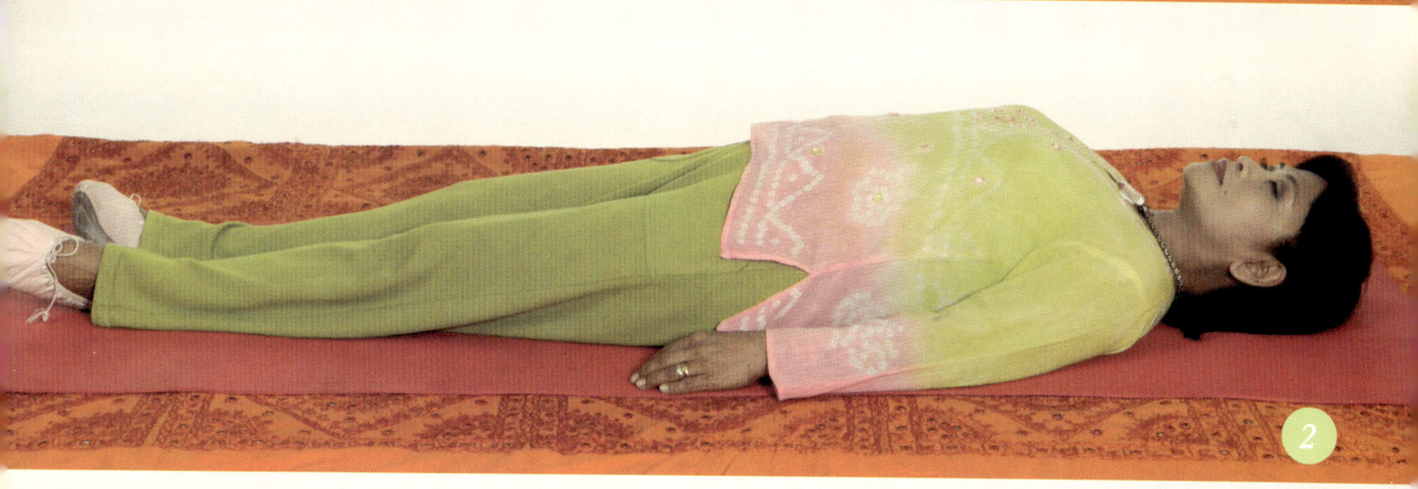

2

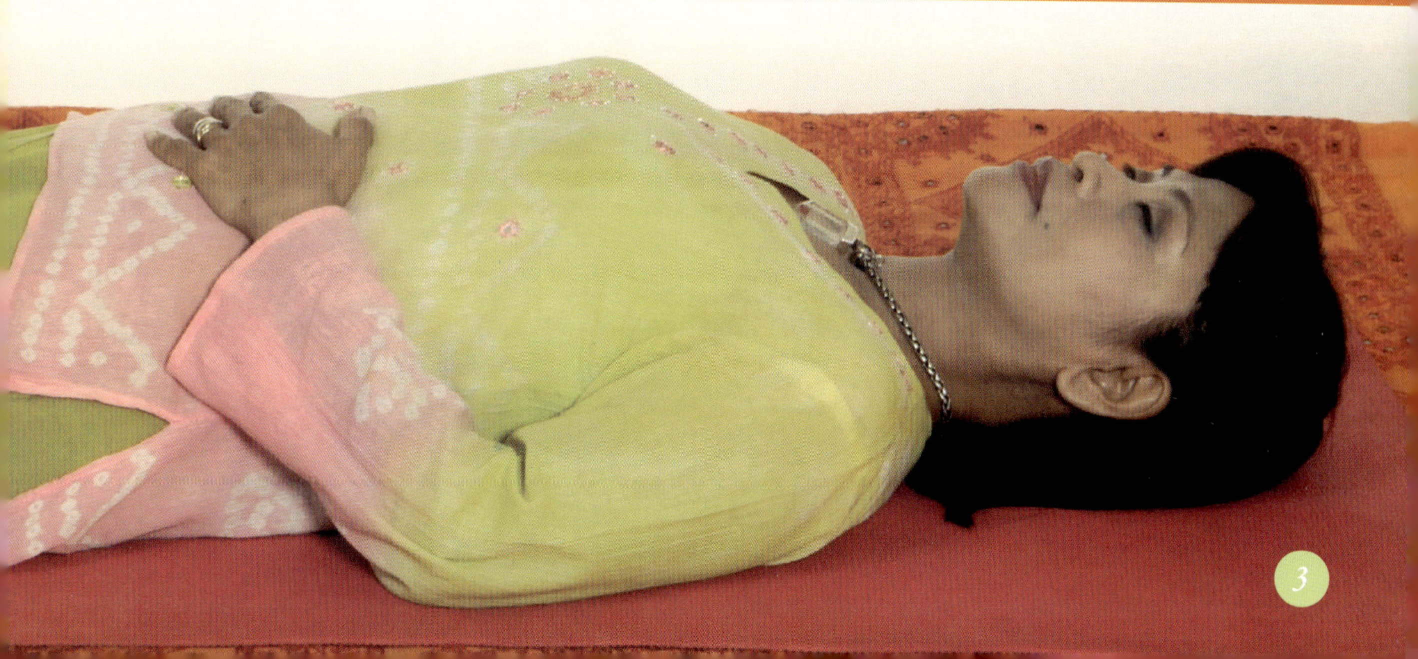

3

2. *Übung*

DER SEITLICHE BLASEBALG-ATEM

- Legen Sie sich, wie auf der Abbildung zu sehen, auf die linke Seite. Legen Sie Ihren rechten Arm dabei auf die rechte Hüfte.
- Drücken Sie beim tiefen Einatmen Ihren Körper unterhalb der Brust nach vorne und spüren Sie, wie sich Ihr Bauch dehnt. Ziehen Sie beim Ausatmen Hüfte und Bauch nach innen.
- Führen Sie diese Atemübung 6-mal ohne Unterbrechung durch. Machen Sie dabei fließende, schlangenartige Bewegungen und atmen Sie währenddessen 6-mal ein und aus.
- Im Anschluss legen Sie sich auf die rechte Seite und wiederholen die gesamte Übung.

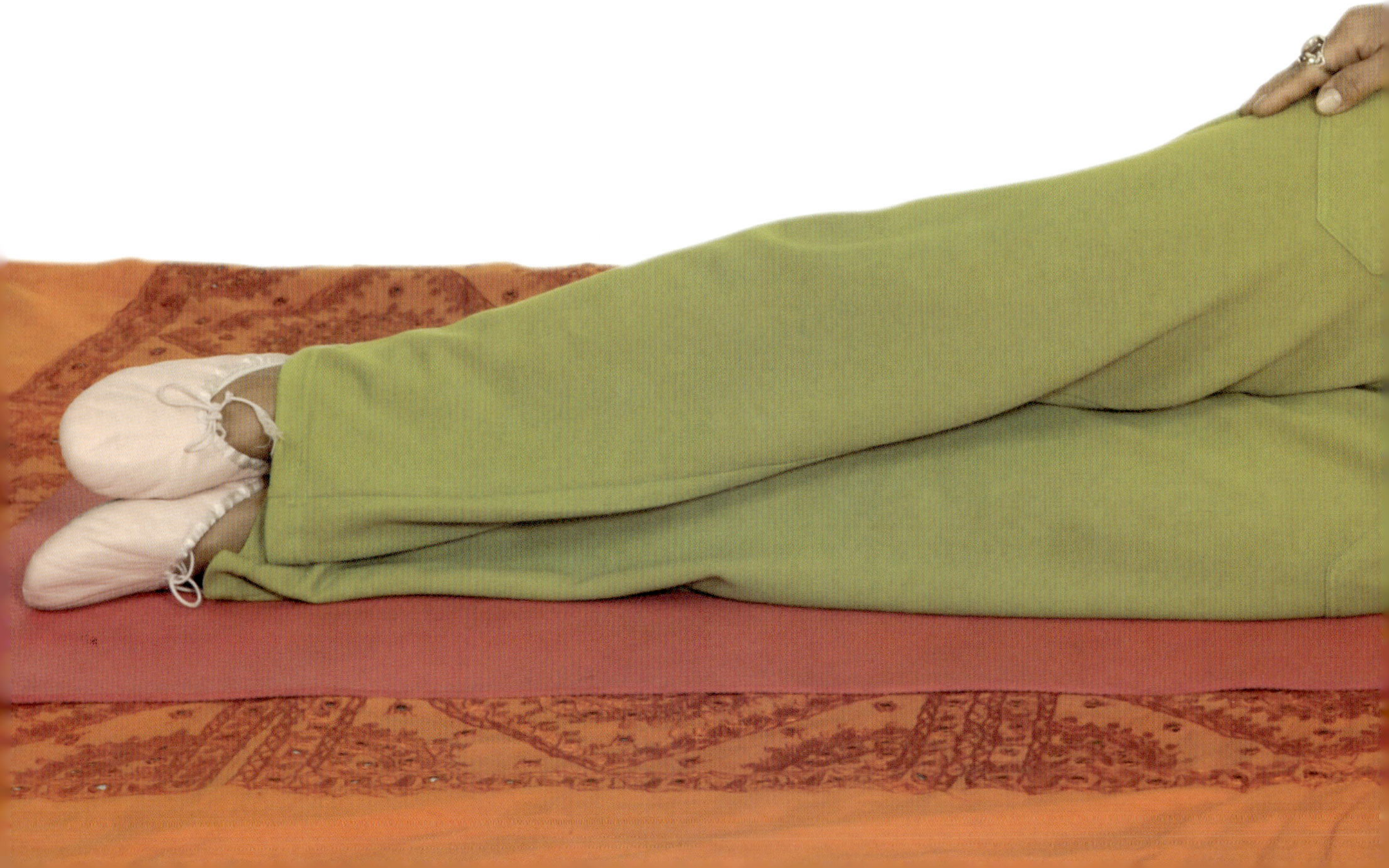

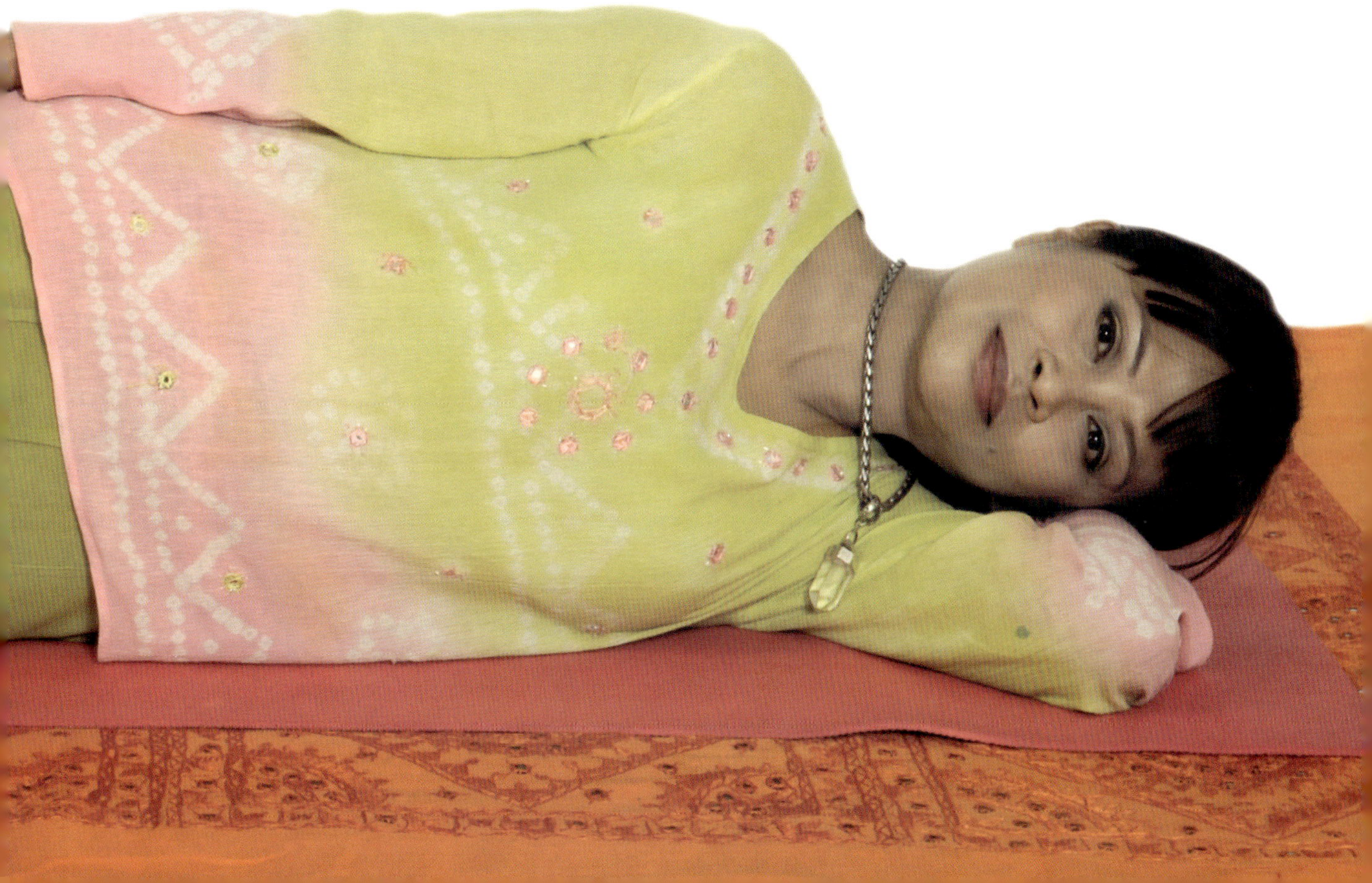

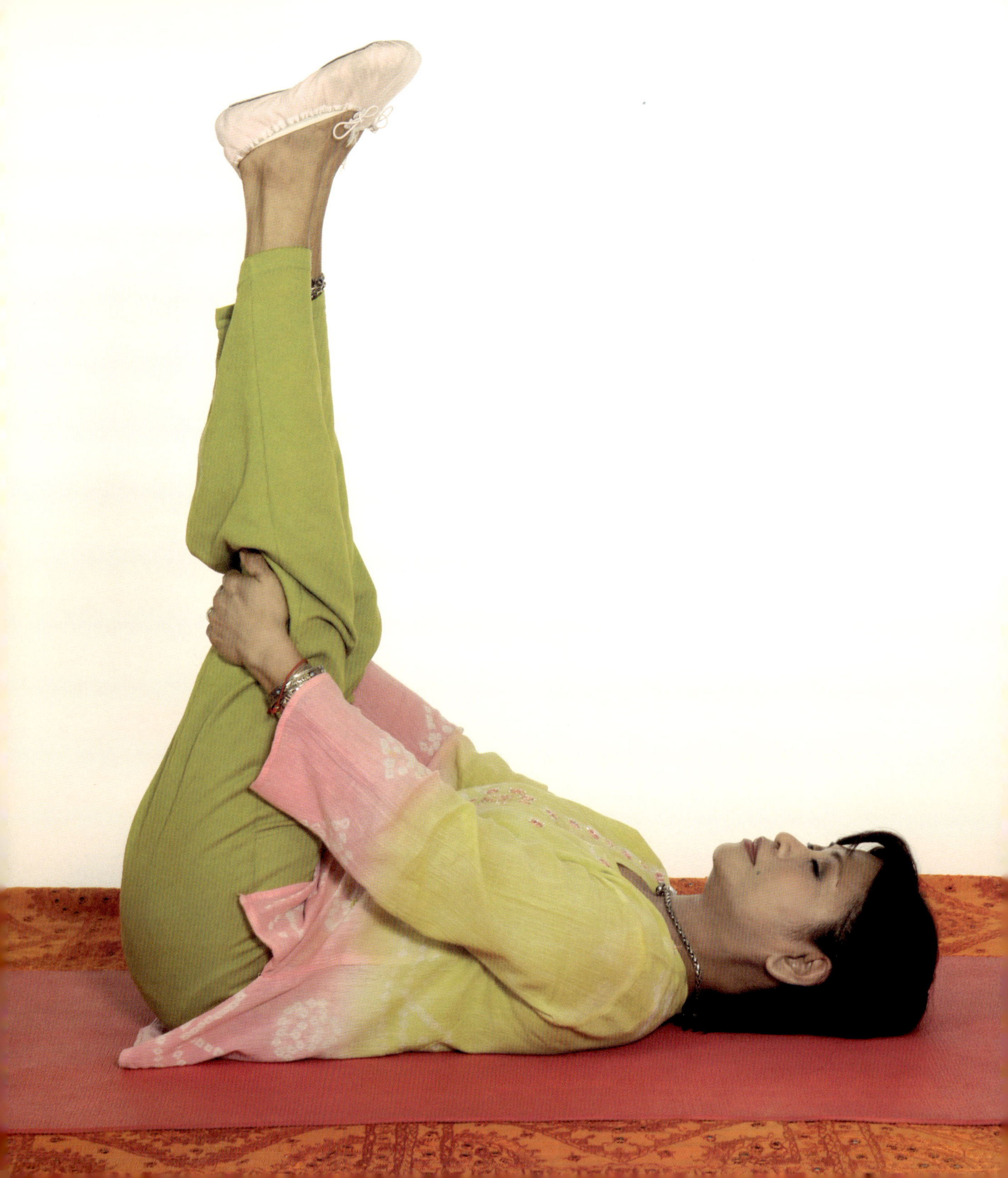

ÜBUNGEN FÜR DEN DARM

Ereignisse geschehen und werden vergessen …
Soll sich das Rad doch um dich drehen.
Sei frei.
Bleibe in deinem Zentrum.
Denn das ist die »Wahrheit«.
Babaji

REFLEXZONEN DES DARMS

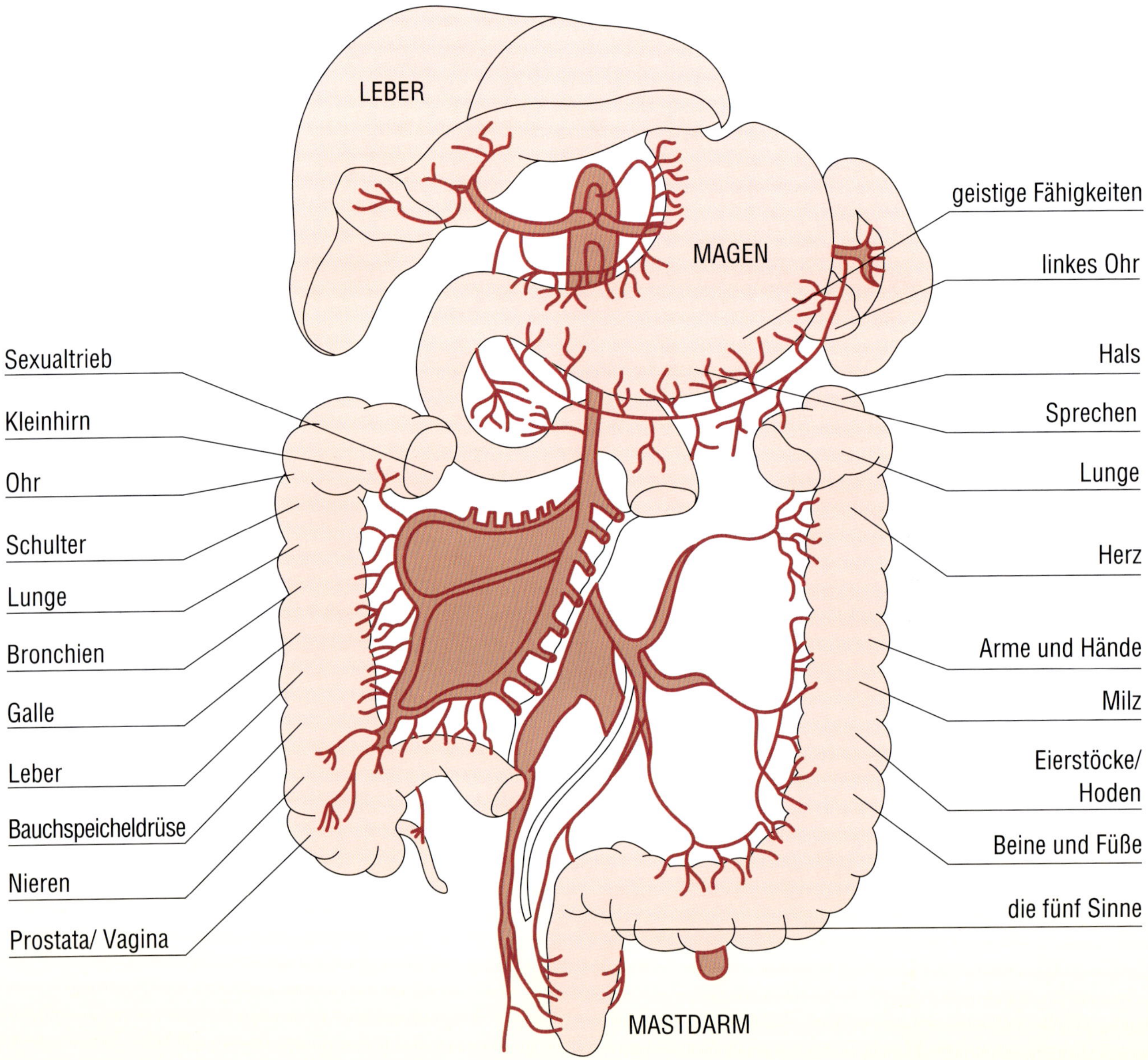

AKTIVIEREN SIE IHREN DARM FÜR IHRE GESUNDHEIT UND SCHÖNHEIT

Haben Sie gewusst, dass der Darm wie ein Spiegel ist, der verschiedene Bereiche unseres Körpers reflektiert?
Die Abbildung auf der linken Seite zeigt, welche Bereiche des Darms mit welchen Körperteilen verbunden sind.
Wenn unsere Darmtätigkeit gestört ist, verlieren wir nicht nur unsere Ausstrahlung, also Schönheit, sondern wir sind erheblichen gesundheitlichen Risiken wie z. B. Darmkrebs ausgesetzt.
Auf den folgenden Seiten stelle ich Ihnen vier illustrierte Übungen zur Steigerung der Darmperistaltik vor. Eine regelmäßige Ausführung dieser Übungen wird sich positiv auf Ihre Ausstrahlung auswirken.

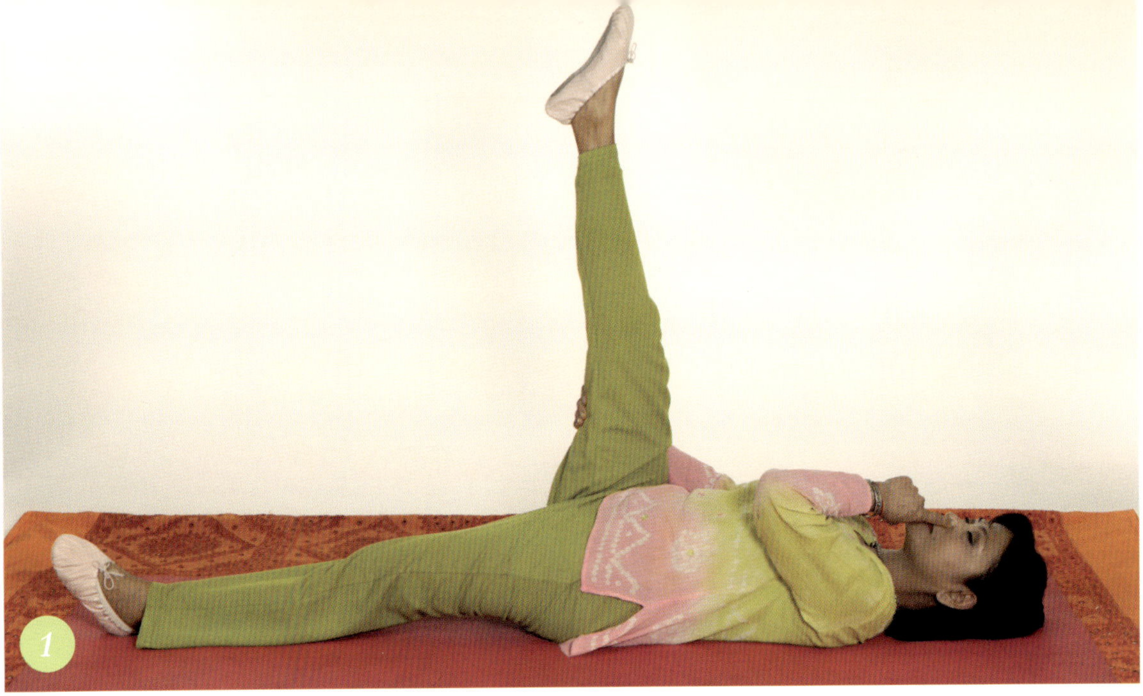

1. Übung

- Massieren Sie Ihren Bauch, bevor Sie mit dieser Übung beginnen. Nehmen Sie hierzu die rechte Hand, und fangen Sie rechts unterhalb des Bauches an. Mit kreisenden Bewegungen massieren Sie zuerst nach oben, danach zur Mitte, nach links und nach unten. Führen Sie diese Massage 3-mal aus.
- Legen Sie sich anschließend auf den Rücken.
- Mit der linken Hand verschließen Sie das linke Nasenloch. Während Sie tief einatmen, halten Sie Ihr Bein unterhalb des Knies fest. Winkeln Sie Ihr Bein an und ziehen Sie es zum Körper.
- Ziehen Sie Ihr Knie zur Brust, während Sie langsam ausatmen.
- Machen Sie in dieser Position 3-mal die tiefe Bauch-Brustatmung.
- Strecken Sie Ihr Bein aus, und atmen Sie dabei tief ein.
- Legen Sie Ihr Bein langsam zurück auf den Boden und atmen Sie dabei aus.
- Wiederholen Sie diese Übung mit dem linken Bein, und schließen Sie dabei mit der rechten Hand das rechte Nasenloch.
- Diese Übung bildet ein sogenanntes Set. Machen Sie diese Übung in 3er-Sets.

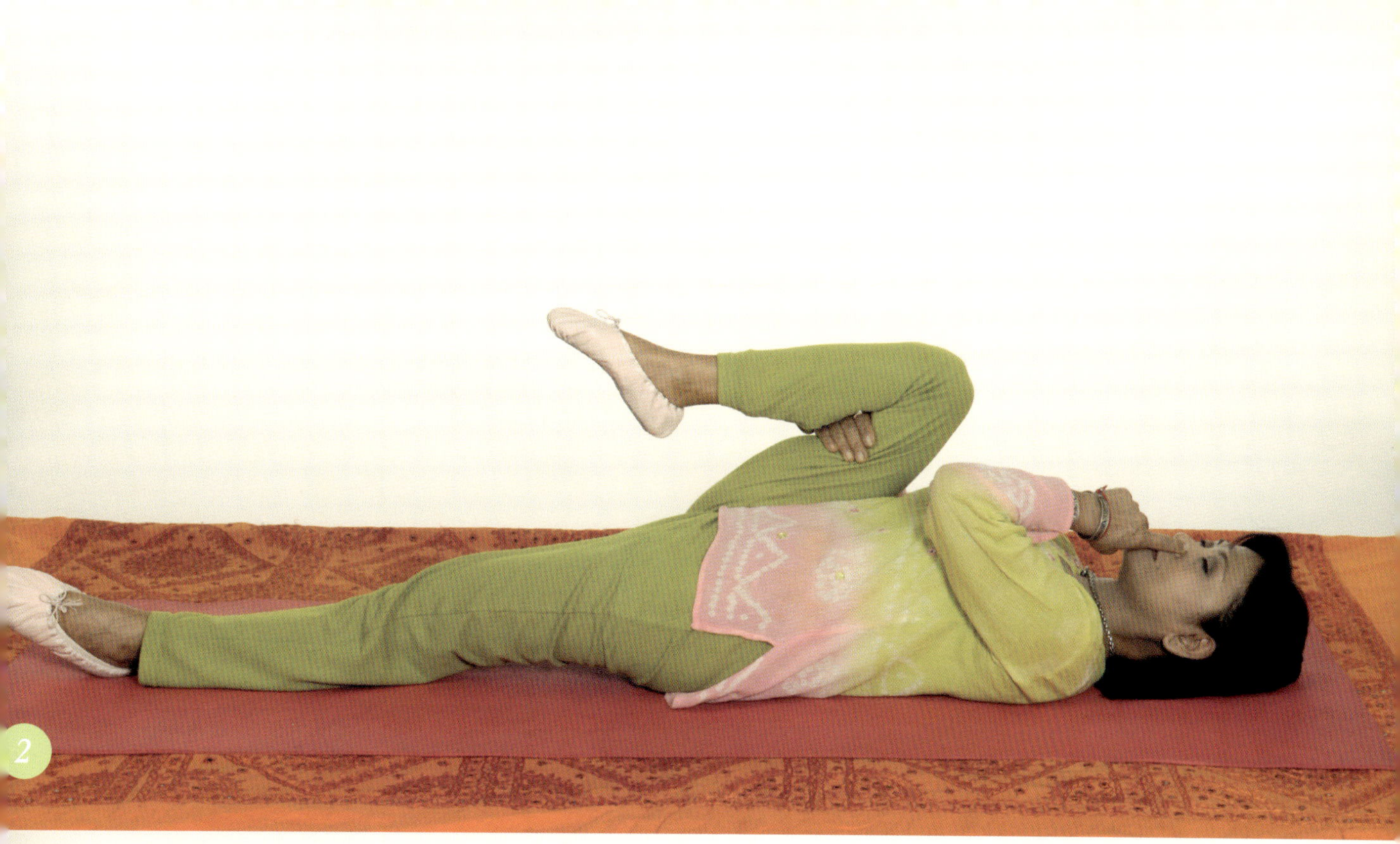
2

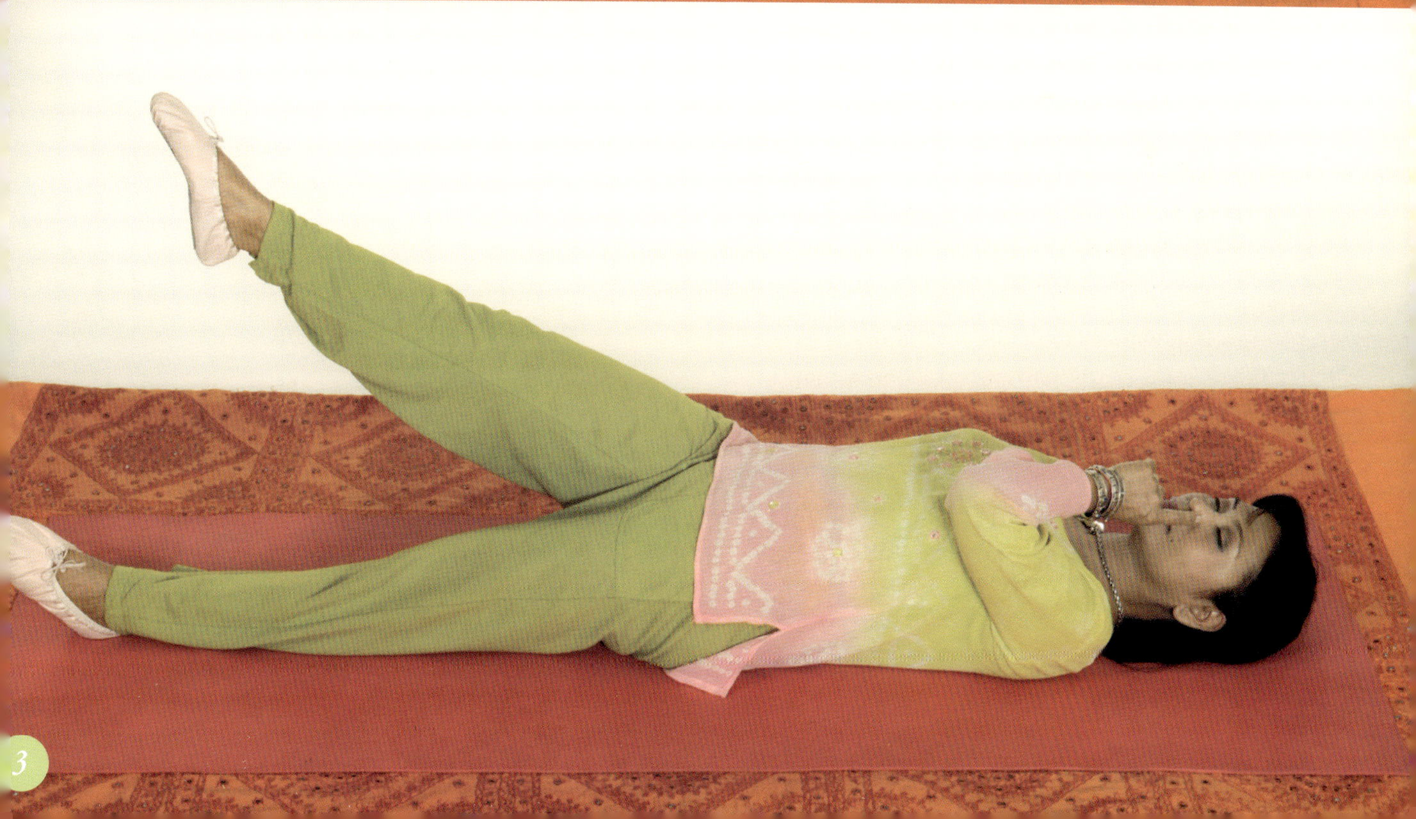
3

2. *Übung*

- Legen Sie sich auf den Boden. Heben Sie beide Beine im rechten Winkel an, während Sie tief einatmen.

Bitte beachten Sie: Wer Rückenbeschwerden hat, sollte die Beine angewinkelt anheben.

- Falten Sie Ihre Hände unterhalb der Knie, und atmen Sie dabei aus. Ziehen Sie die Beine zum Bauch und drücken Sie den Rücken in den Boden.
- Machen Sie in dieser Position 3-mal die tiefe Bauch-Brust-Atmung.
- Atmen Sie jetzt ein, und rollen Sie sich auf die rechte Seite. Atmen Sie aus, und rollen Sie sich auf die linke Seite.
- Kommen Sie in der Mitte an, atmen Sie ein und strecken Sie die Beine nach oben.

Bitte beachten Sie: Bei Rückenbeschwerden die Beine angewinkelt nach oben bringen.

- Mit dem Ausatmen legen Sie die Beine wieder auf dem Boden ab.

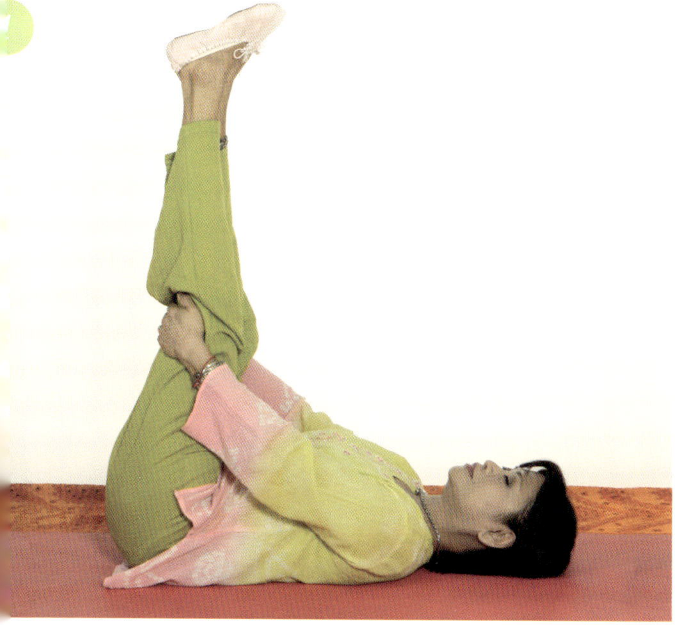

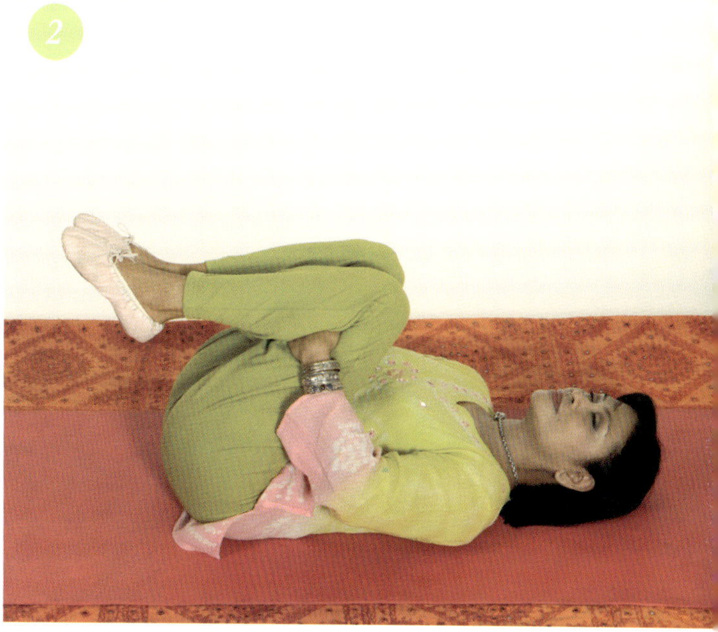
2

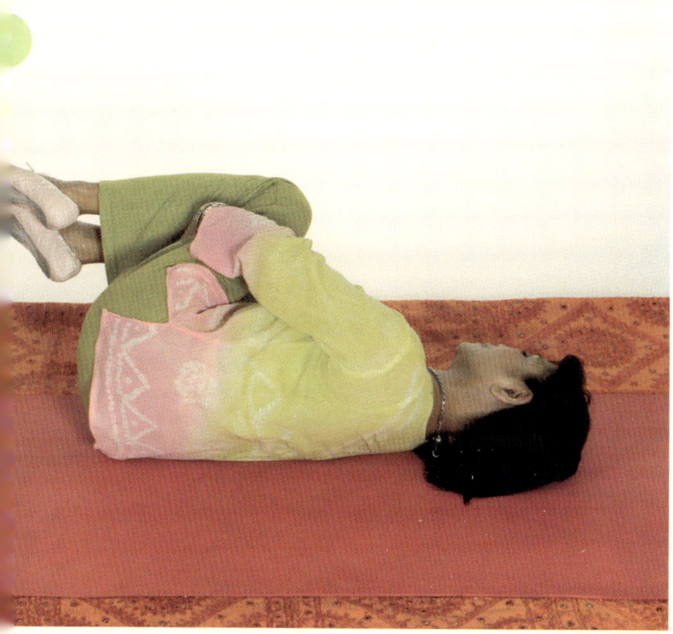

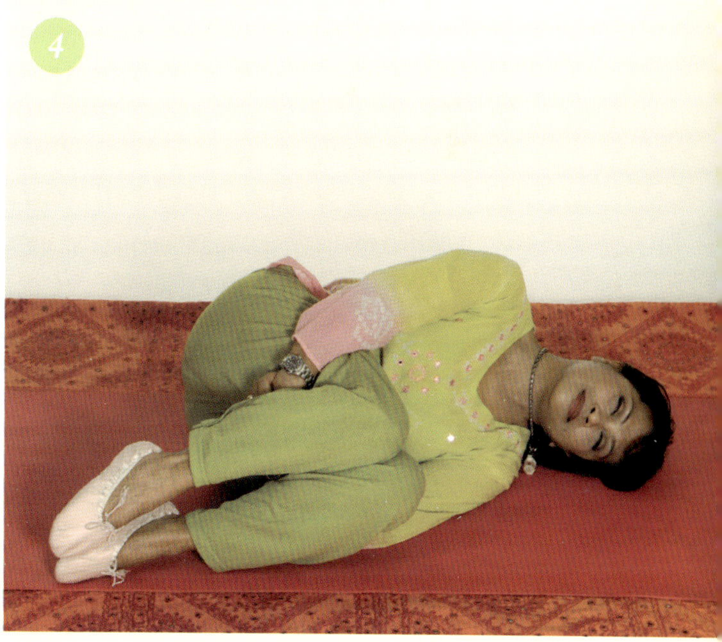
4

3. Übung

- Legen Sie sich auf den Rücken. Winkeln Sie die Beine an, atmen Sie ruhig ein, und legen Sie die Fußsohlen über dem Bauch aneinander
- Halten Sie Ihre Füße mit beiden Händen fest und beachten Sie dabei, dass Ihre Ellenbogen zwischen den Knien bleiben.
- Ziehen Sie Ihre Füße beim Ausatmen so weit wie möglich in Richtung Brust.
- Machen Sie in dieser Position 3-mal die tiefe Bauch-Brust-Atmung.
- Atmen Sie wieder ein, und rollen Sie sich auf die rechte Seite. Atmen Sie aus, und rollen Sie sich auf die linke Seite.
- In der Mitte angekommen, atmen Sie ein und strecken die Beine nach oben.

Bitte beachten Sie: Sollten Sie Rückenbeschwerden haben, heben Sie die Beine angewinkelt nach oben!

- Mit dem Ausatmen legen Sie Ihre Beine langsam wieder auf dem Boden ab.

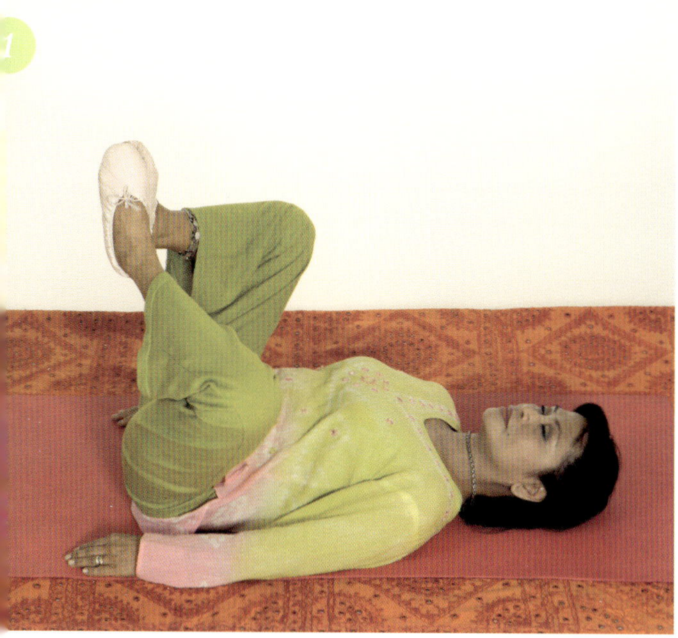
1

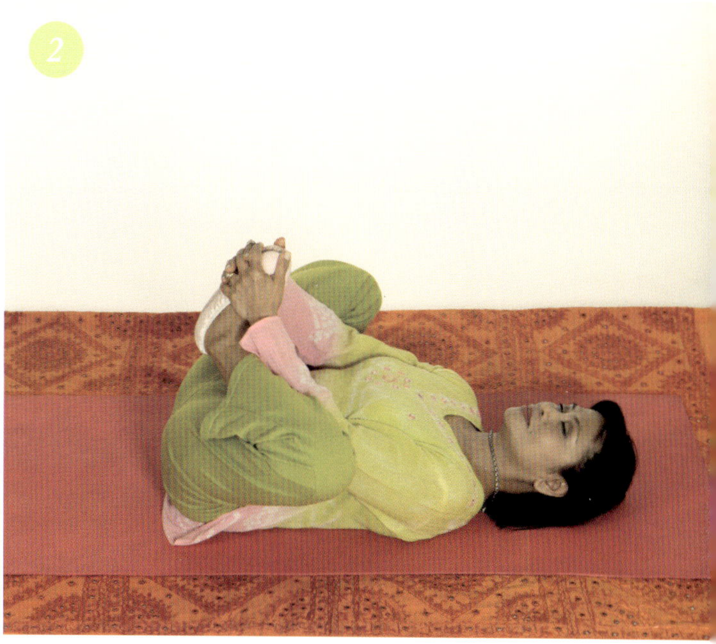
2

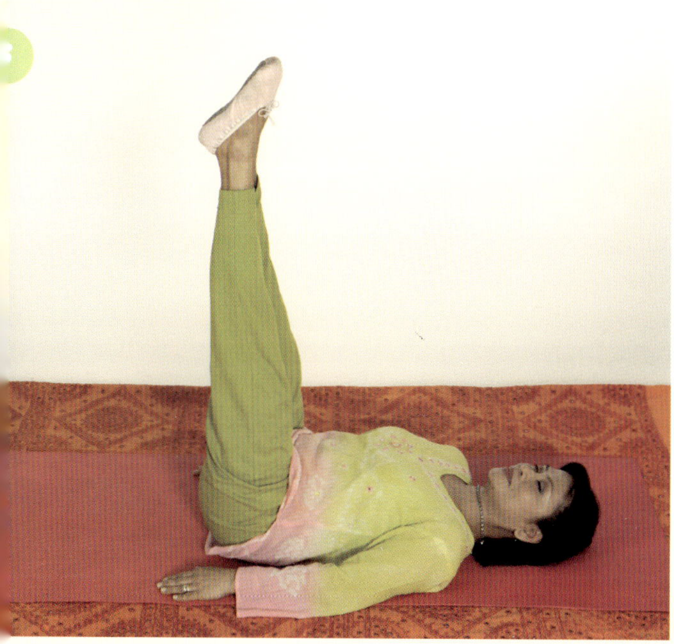

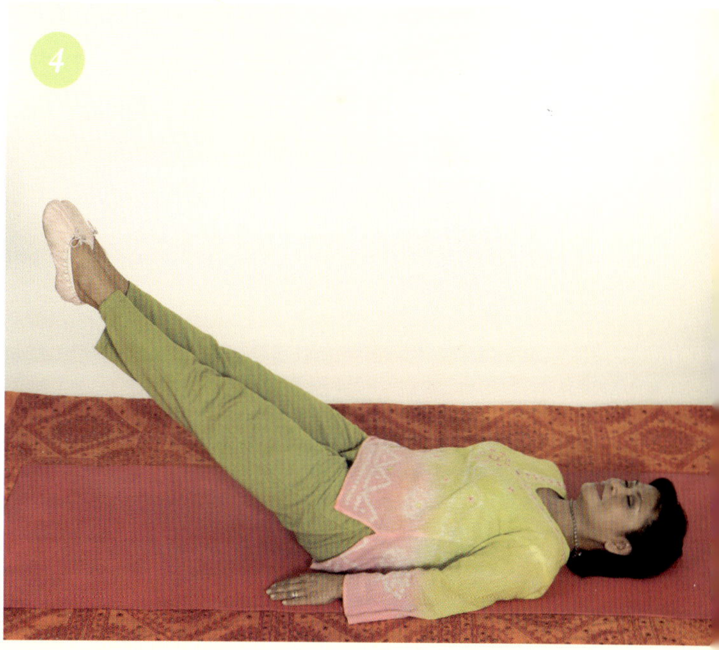
4

4. *Übung*

- Legen Sie sich auf den Rücken. Winkeln Sie die Beine an und öffnen Sie sie schuterbreit.
- Atmen Sie tief ein, winkeln Sie dabei die Beine an, und bringen Sie sie auf die Höhe der Schultern. Die Waden befinden sich parallel zueinander.
- Greifen Sie Ihre Füße mit den Händen, und beachten Sie dabei, dass sich Ihre Arme außerhalb der Knie befinden.
- Ziehen Sie die Füße zu sich heran und die Knie auf die Brust, während Sie ausatmen.
- Machen Sie in dieser Position 3-mal die tiefe Bauch-Brust-Atmung.
- Atmen Sie wieder ein und rollen Sie sich auf die rechte Seite. Atmen Sie aus und rollen Sie sich auf die linke Seite.
- In der Mitte angekommen, atmen Sie ein und strecken die Beine nach oben aus.

Bitte beachten Sie: Sollten Sie Rückenbeschwerden haben, heben Sie Ihre Beine angewinkelt an.

- Mit dem Ausatmen legen Sie die Beine langsam wieder auf dem Boden ab.

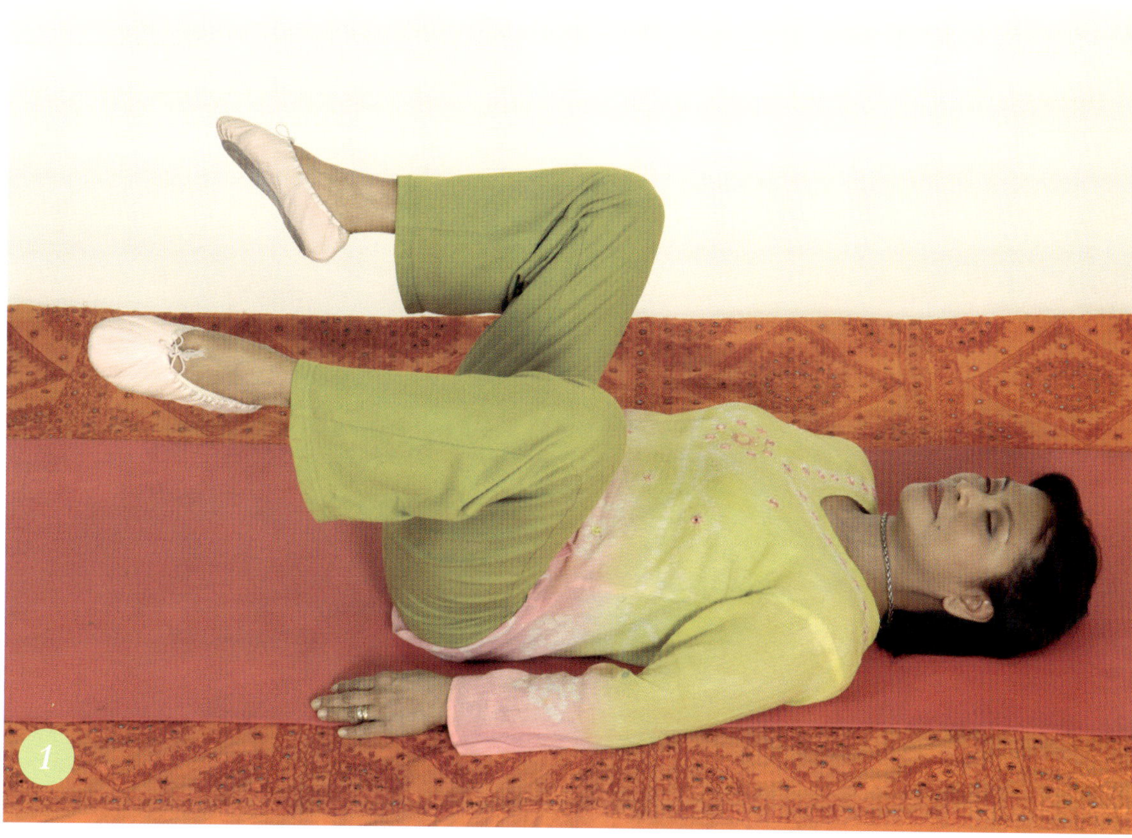
1

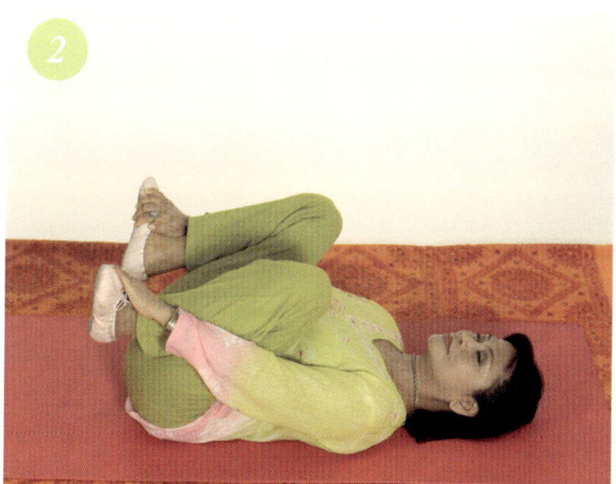
2

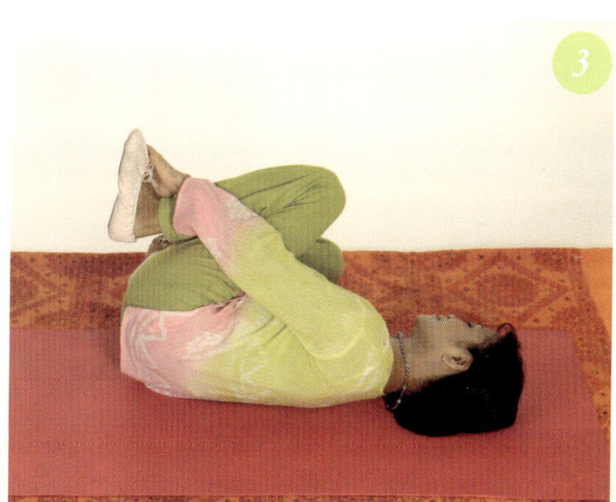
3

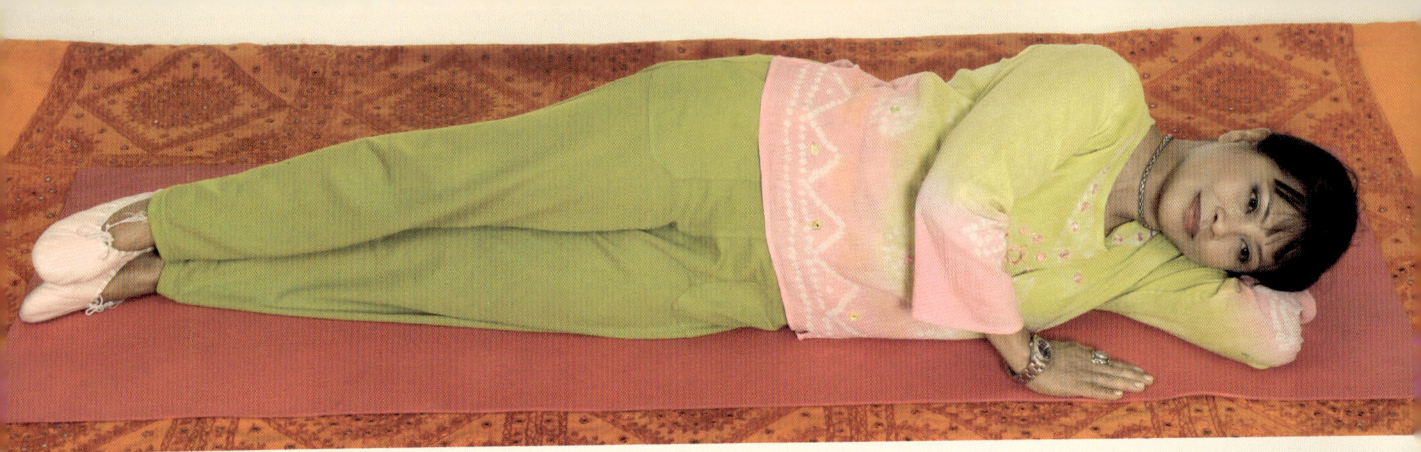

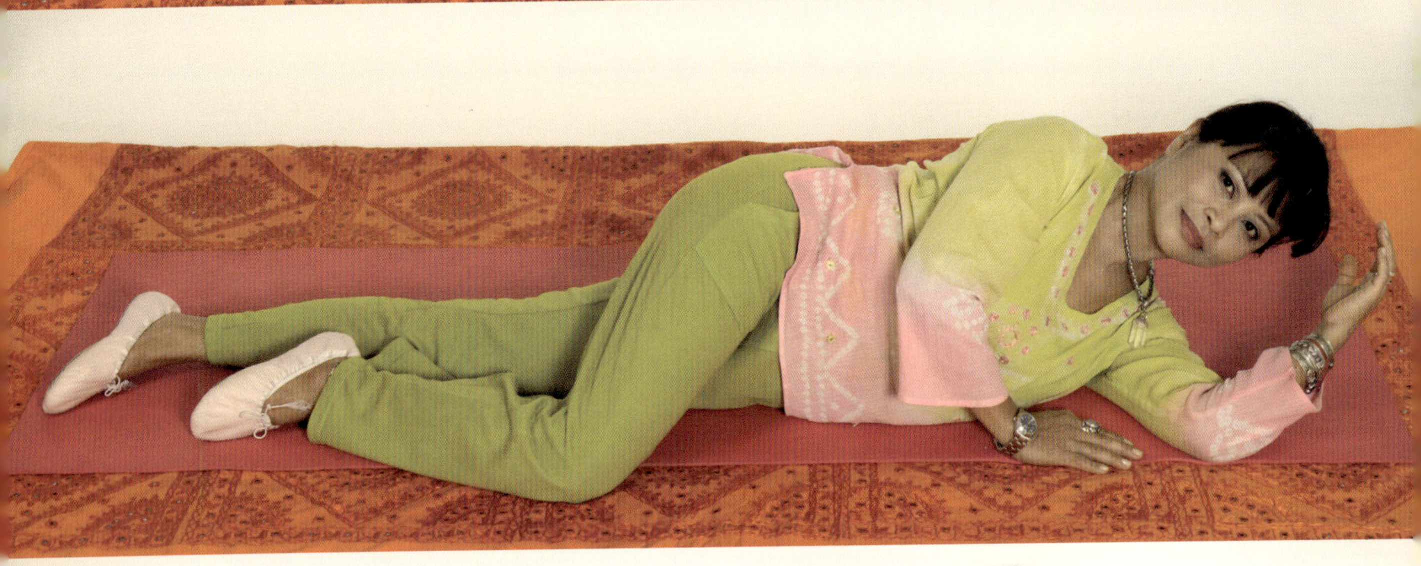

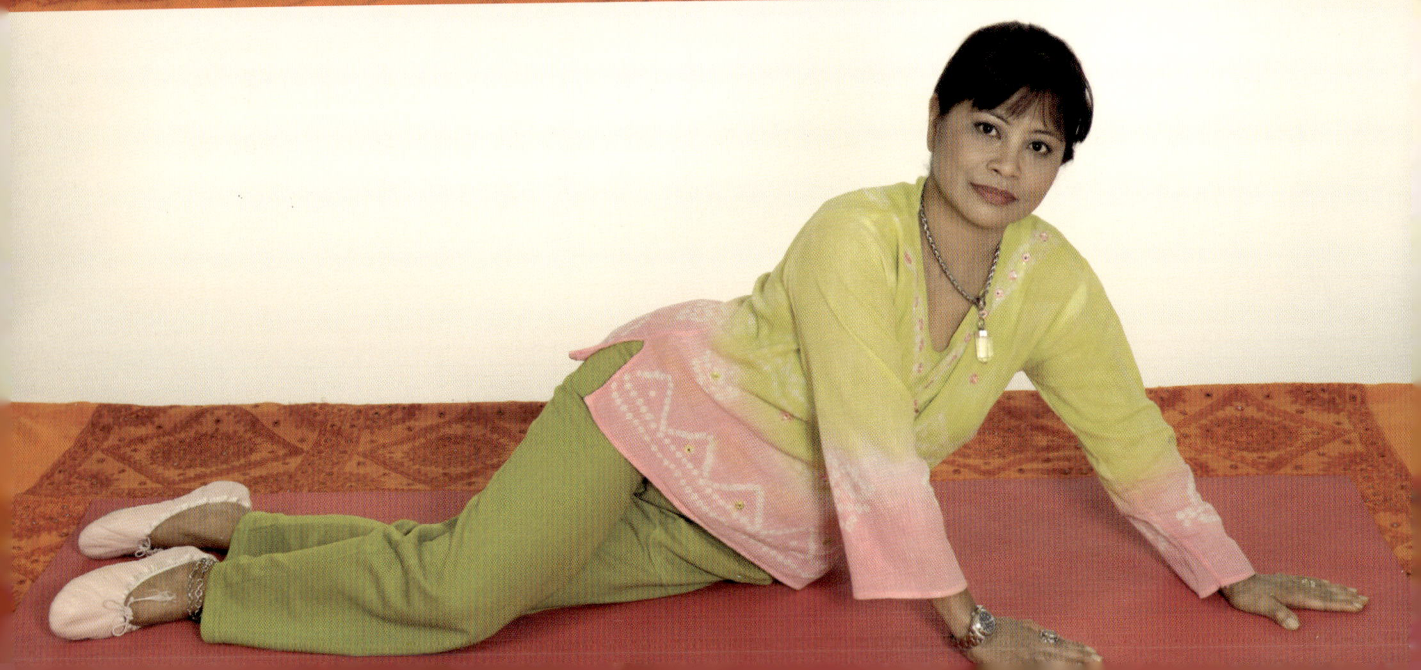

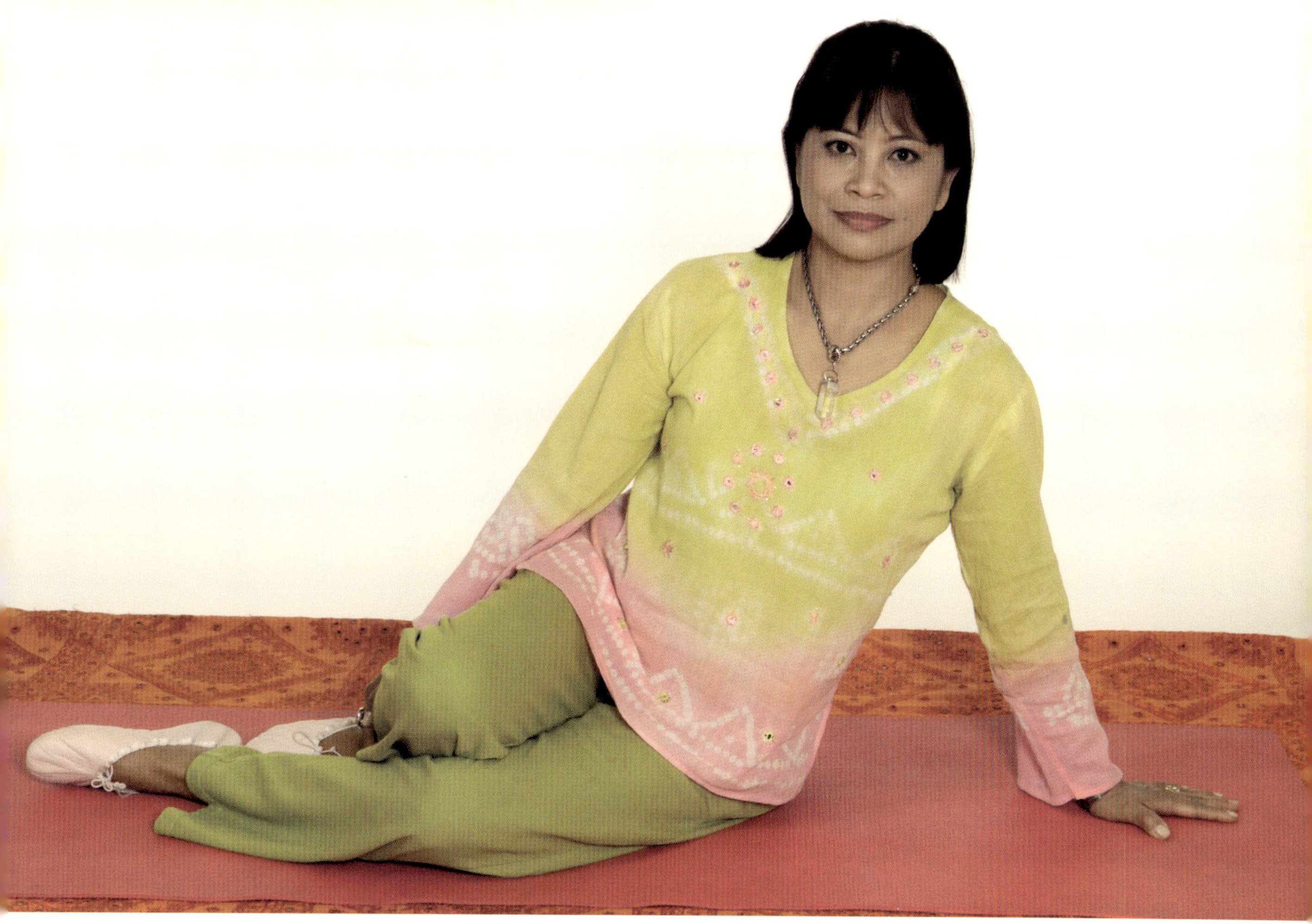

Sie haben die Übungen für den Darm beendet. Lassen Sie sich Zeit, aus der Liegeposition in die Sitzposition zu kommen. Kommen Sie entweder über die rechte oder die linke Seite nach oben, indem Sie sich auf den freien Arm stützen und den Rücken aufrichten, ohne ihn zu belasten. Winkeln Sie die Knie an, und setzen Sie sich langsam und gerade auf.

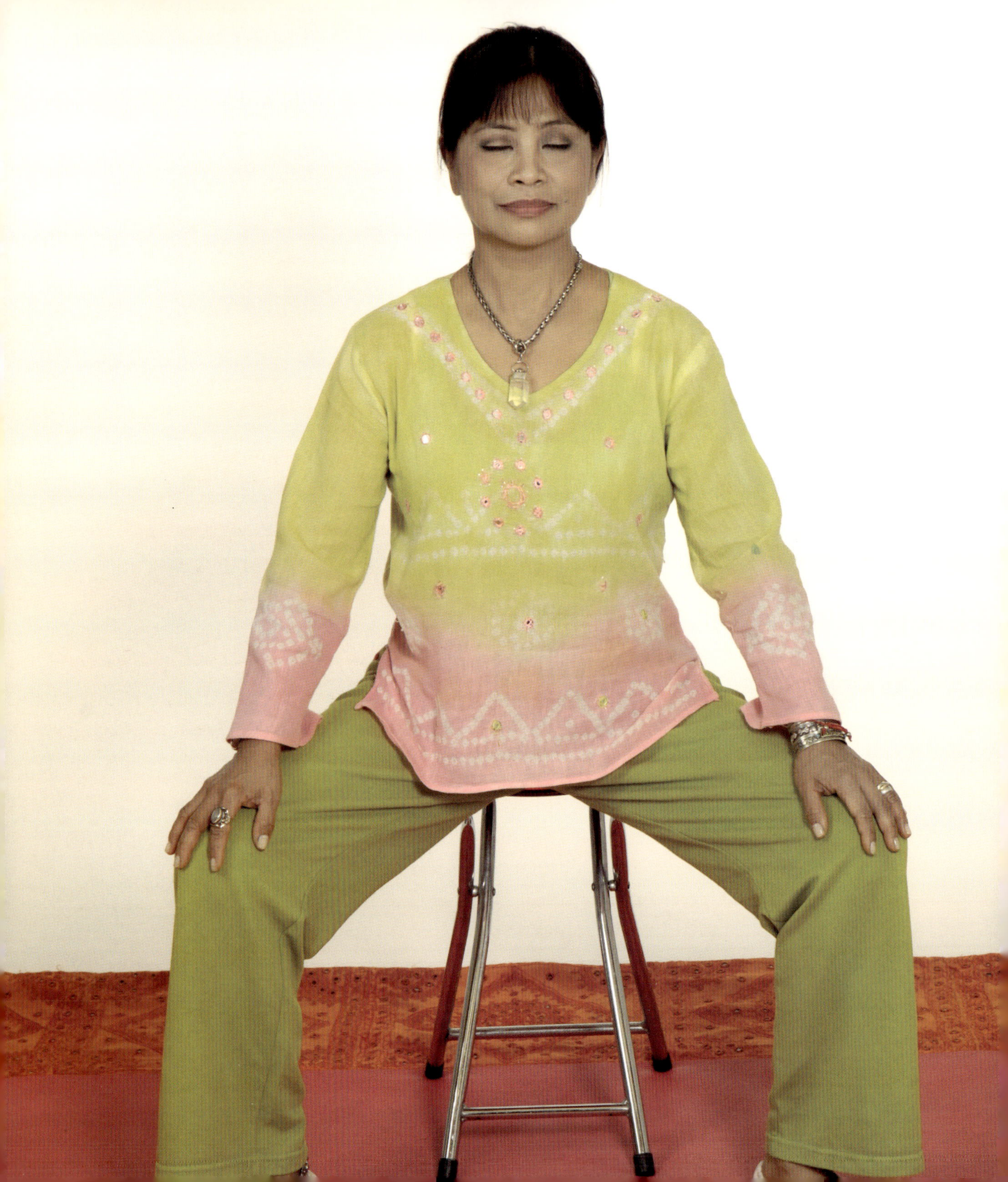

ÜBUNGEN FÜR DIE WIRBELSÄULE

Bezeichnen wir die Schwierigkeiten, denen wir im Leben begegnen, nicht als Probleme. Sie geben uns die Gelegenheit, unsere Fähigkeiten und unseren Widerstand zu verstehen.

Lourdes J. D. Gabuk

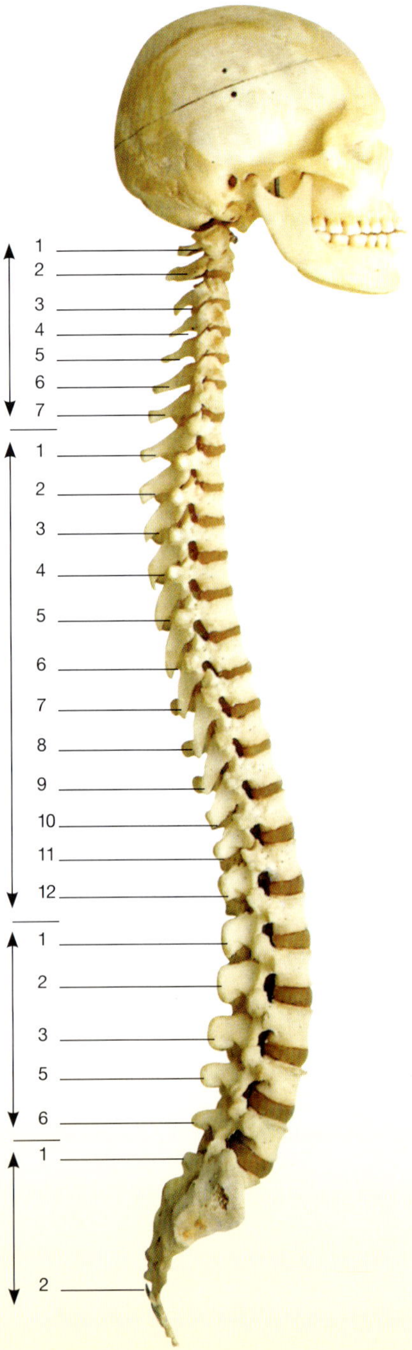

Erkrankungen, die durch die Verkalkung der Halswirbelsäule entstehen

1. Wirbel: Kopfschmerzen, Nervosität, Schlaflosigkeit, Migräne, Epilepsie, Bluthochdruck, Müdigkeit, Schwindel.
2. Wirbel: Stirnhöhlenvereiterung, Allergien, Taubheit, Sehschwierigkeiten, Ohrenschmerzen, Ohnmacht, in einigen Fällen Blindheit.
3. Wirbel: Gesichts- und Armschmerzen (Neuralgie), Hautunreinheiten.
4. Wirbel: Heuschnupfen, Husten.
5. Wirbel: Laryngitis (Kehlkopfentzündung), Halsschmerzen, chrohnisch laufende Nase, Angina.
6. Wirbel: Rückenschmerzen, Armschmerzen, Anschwellen der Mandeln.
7. Wirbel: Schnupfen, Schilddrüsen-Funktionsstörung.

Erkrankungen, die durch die Verkalkung der oberen Rückenwirbelsäule entstehen

1. Wirbel: Asthma, Husten, Atembeschwerden, Schmerzen an Armen und Beinen.
2. Wirbel: Herzrhythmusstörungen, Brustschmerzen.
3. Wirbel: Bronchitis, Lungenentzündung.
4. Wirbel: Funktionsstörungen der Gallenblase, Gelbsucht.
5. Wirbel: Funktionsstörungen der Leber, Anämie, Kreislaufstörungen, niedriger Blutdruck.
6. Wirbel: Magenbeschwerden, Verdauungsbeschwerden.
7. Wirbel: Diabetes, Magengeschwür, Gastritis.
8. Wirbel: Anämie, Schluckauf.
9. Wirbel: Allergien.
10. Wirbel: Fehlfunktion der Nieren, Arteriosklerose, Abgeschlagenheit, Nierenentzündung.
11. Wirbel: Hautirritationen, Pickel, Falten.
12. Wirbel: Blähungen, selten Unfruchtbarkeit.

Erkrankungen, die durch die Verkalkung der unteren Rückenwirbelsäule entstehen

1. Wirbel: Verstopfung, Kolitis.
2. Wirbel: Blinddarmentzündung, Krämpfe, Krampfadern.
3. Wirbel: Blasenstörungen, Menstruationsbeschwerden, frühes Einsetzen der Wechseljahre, Impotenz, Inkontinenz, Knieschmerzen.
4. Wirbel: Ischias, Kreuzschmerzen (Hexenschuss), häufiger Harndrang.
5. Wirbel: Durchblutungsstörungen der Beine, kalte Füße, »müde Beine«.

Beschwerden, die durch die Verkalkung der Kreuzbeinwirbel entstehen

1. Wirbel: Schmerzen am Kreuzbein.
2. Wirbel: Hämorrhoiden, Juckreiz am After, Schmerzen auf der linken Seite des Dickdarms.

BRINGEN SIE IHRE WIRBELSÄULE IN BEWEGUNG

Beim Yoga spiegelt die Wirbelsäule, das dritte Hauptorgan des Körpers, ebenso wie der Darm, sehr viele Bereiche unseres Körpers wider. Gesundheitliche Probleme der Wirbelsäule beieinträchtigen auch andere Organe und beeinflussen somit unseren Gesamtorganismus. Die Aufstellung auf der linken Seite zeigt, zu welchen Erkrankungen die Verkalkung der Wirbelsäule führen kann.

Insbesondere Verletzungen der Halswirbel können zu ernsten Krankheiten führen. Zum Beispiel können bei einer Beeinträchtigung der 1. und 2. Halswirbel Störungen im Bereich der Augen, des Halses, der Lungen, des Herzens, der Milz, der Nieren, der Kehle, der Zähne, der Nase und der Ohren entstehen.

Wenn Lungenbeschwerden vorliegen, sollten Sie die Ursache dafür ebenfalls im 2. und 5. oder 4. und 10. Rückenwirbel suchen. Störungen an diesen Wirbeln können auch zu Erkrankungen der Blase, des Blinddarms, der Prostata, der Gebärmutter und zu Impotenz führen.

Um für eine gesunde Wirbelsäule zu sorgen, sollten Sie sie regelmäßig mit den richtigen Übungen stärken. Im folgenden Kapitel werde ich Ihnen diese Übungen vorstellen. Die Abbildungen dienen Ihnen dabei zur Verständlichkeit. Führen Sie diese Übungen regelmäßig aus, und Sie werden innerhalb kürzester Zeit im Hals-, Rücken- und Kreuzbereich schmerzfrei sein.

Zudem wird Ihnen auffallen, dass Ihr Hautbild vitaler aussieht und sich Ihr Wohlbefinden insgesamt verbessert hat.

1. *Wirbelsäulenübung*

DER HALS

- Setzen Sie sich mit gespreizten Beinen auf einen Stuhl.
- Stützen Sie sich mit den Ellenbogen auf Ihre Knie und verschränken Sie die Finger.
- Sitzen Sie aufrecht, und lassen Sie den Kopf locker nach unten fallen.
- Atmen Sie in dieser Position 3-mal tief ein und aus.
- Atmen Sie tief ein und drehen Sie beim Ausatmen den Kopf nach rechts, ohne ihn anzuheben.
- Atmen Sie in dieser Position 3-mal tief ein und aus.
- Atmen Sie wieder tief ein, und drehen Sie beim Ausatmen den Kopf zur Mitte. Atmen Sie in dieser Position 1-mal tief ein und aus.
- Atmen Sie wieder tief ein, und drehen Sie den Kopf beim Ausatmen nach links, ohne ihn zu heben.
- Atmen Sie in der Position 3-mal tief ein und aus.
- Atmen Sie wieder tief ein, und drehen Sie beim Ausatmen den Kopf zur Mitte. Atmen Sie in dieser Position 1-mal tief ein und aus.

Bitte beachten Sie: Bei Halsbeschwerden sollten Sie diese Übung nur nach Absprache mit Ihrem Arzt oder Ihrer Ärztin ausführen.

1

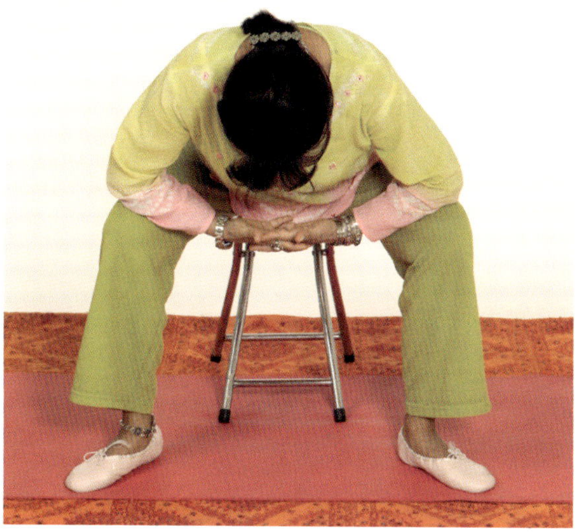

2

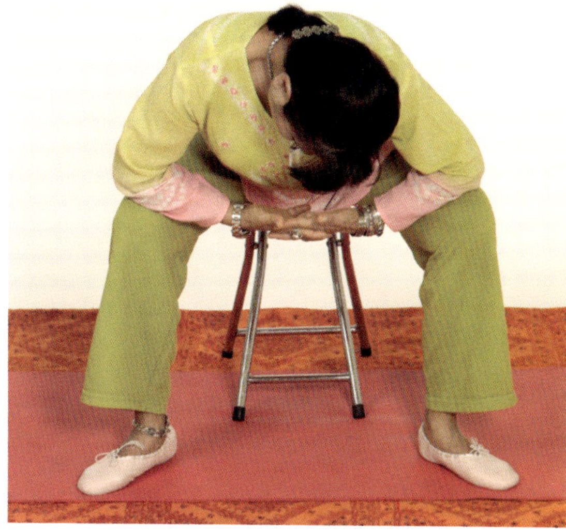

3

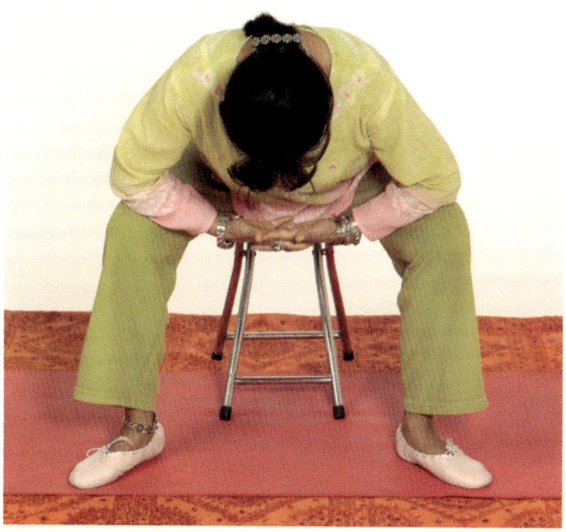

4

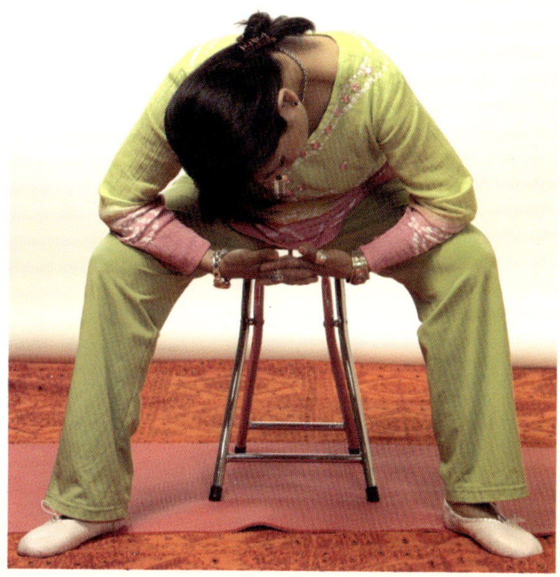

2. *Wirbelsäulenübung*

DER RÜCKEN

- Stützen Sie sich mit Ihren Ellenbogen auf und führen Sie Ihre Hände vor der Brust zusammen. Beugen Sie sich mit der Brust zu den Knien vor.
- Bringen Sie die Wirbelsäule in die Gerade, kippen Sie Ihren Kopf locker nach vorne. Achten Sie bitte darauf, dass die Schultern unten bleiben, Ihr Rücken gerade ist und Sie sich nicht zu weit nach vorne bücken.
- Atmen Sie in dieser Position 3-mal tief ein und aus.
- Atmen Sie wieder tief ein, und drehen Sie beim Ausatmen den Kopf nach rechts, ohne ihn zu heben.
- Atmen Sie in dieser Position 3-mal tief ein und aus.
- Atmen Sie wieder tief ein, und drehen Sie beim Ausatmen den Kopf zur Mitte. Atmen Sie in dieser Position 1-mal tief ein und aus.
- Atmen Sie wieder tief ein, und drehen Sie beim Ausatmen den Kopf nach links, ohne ihn zu heben.
- Atmen Sie in der Position 3-mal tief ein und aus.
- Atmen Sie wieder tief ein, und drehen Sie beim Ausatmen den Kopf zur Mitte. Atmen Sie in dieser Position 1-mal tief ein und aus.

Bitte beachten Sie: Bei Halsbeschwerden sollten Sie diese Übung nur nach Absprache mit Ihrer Ärztin oder Ihrem Arzt ausführen.

1

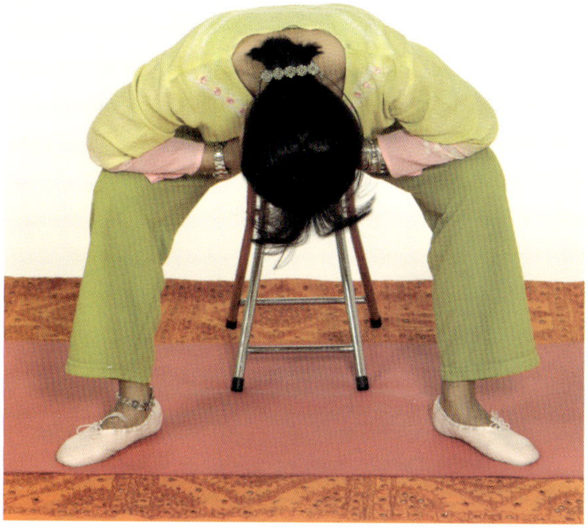

2

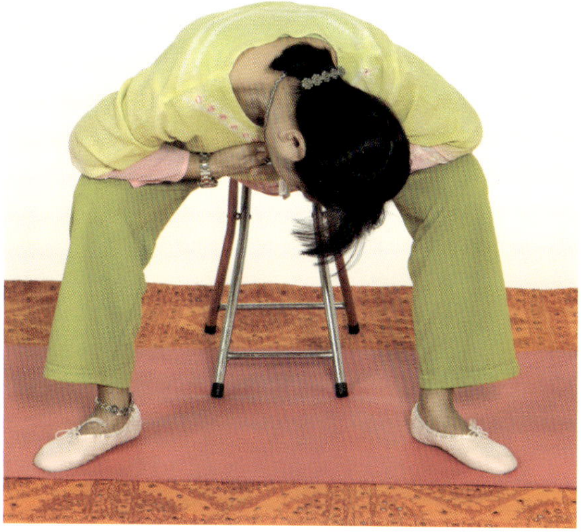

3

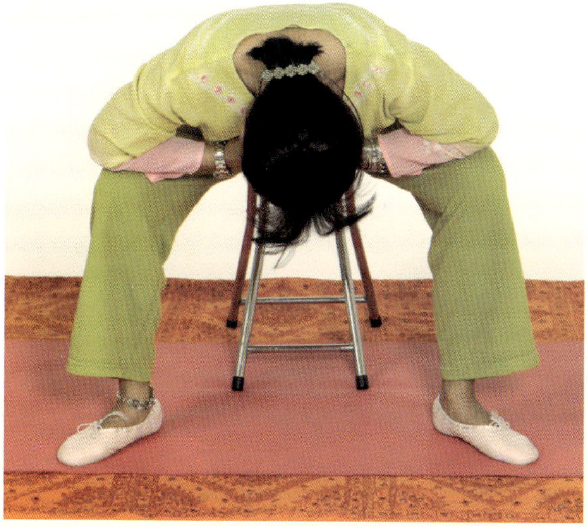

4

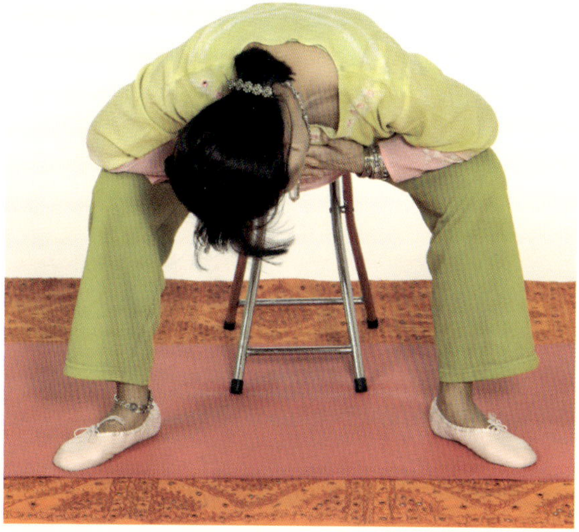

3. *Wirbelsäulenübung*

DAS BECKEN

- Setzen Sie sich mit gespreizten Beinen auf einen Stuhl. Halten Sie sich dabei gerade.
- Stützen Sie sich mit den Ellenbogen auf Ihre Knie, und lassen Sie Ihren Oberkörper nach unten sinken. Achten Sie darauf, Ihr Becken nicht zu belasten.
- Lassen Sie Ihre Arme herunterbaumeln und verschränken Sie sie dann.
- Lassen Sie den Kopf, den Hals und die Schultern locker herunterhängen.
- Atmen Sie tief ein, und drehen Sie beim Ausatmen den Oberkörper nach rechts. Der rechte Ellenbogen berührt dabei das rechte Knie.
- Atmen Sie in dieser Position 3-mal tief ein und aus.
- Atmen Sie wieder tief ein, und bringen Sie beim Ausatmen Ihre Arme und den Oberkörper wieder zur Mitte.
- Atmen Sie in dieser Position 1-mal tief ein und aus.
- Atmen Sie wieder tief ein, und drehen Sie beim Ausatmen den Oberkörper nach links. Der linke Ellenbogen berührt dabei das linke Knie.
- Atmen Sie in dieser Position 3-mal tief ein und aus.

Bitte beachten Sie: Bei Bluthochdruck sollten Sie diese Übung nur in Absprache mit Ihrem Arzt oder Ihrer Ärztin ausführen.

1

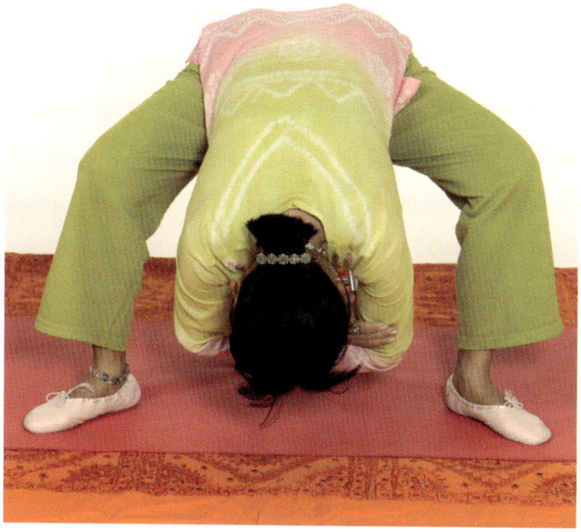

2

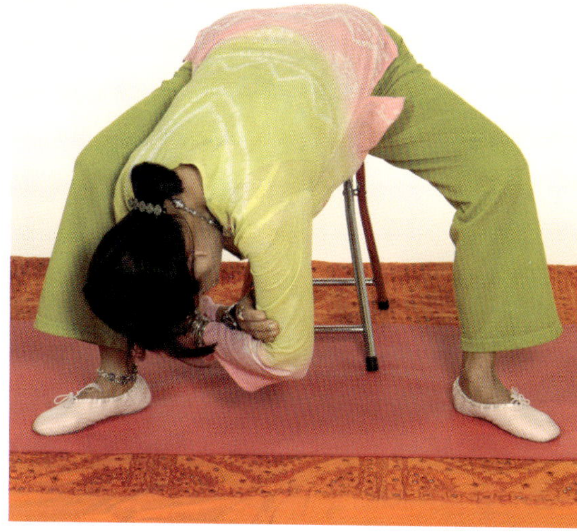

3

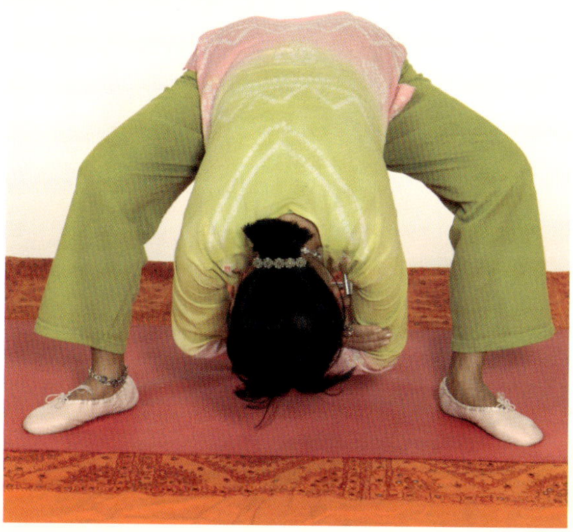

4

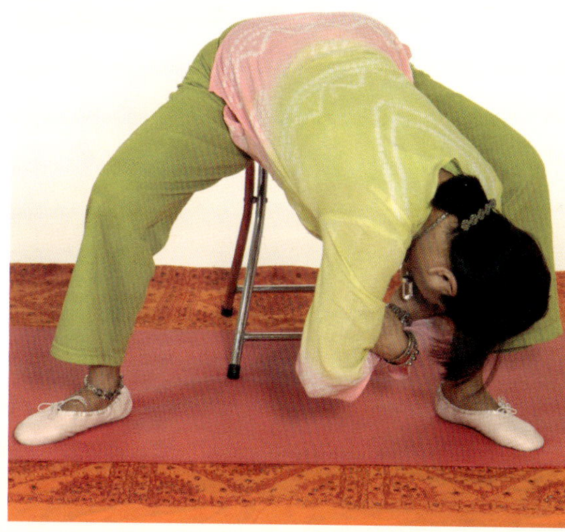

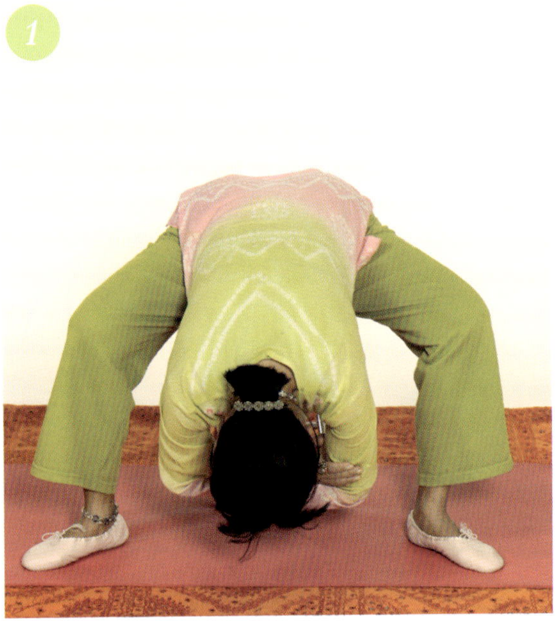

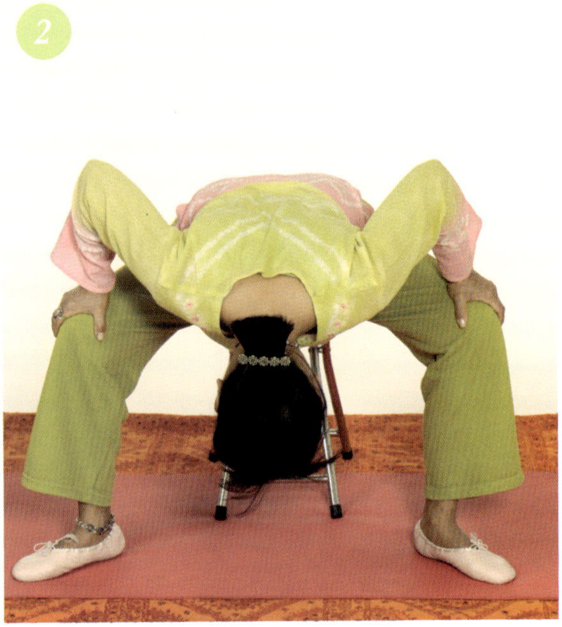

DAS AUFRICHTEN

- Atmen Sie wieder tief ein, und bringen Sie mit dem Ausatmen Arme und Oberkörper wieder zur Mitte.
- Stützen Sie Ihre Hände auf die Knie. Richten Sie langsam zuerst das Becken, die Bauchregion, danach die Brust und den Hals auf. Spüren Sie, wie sich Ihre Arme strecken. Strecken Sie Ihren Hals und den Kopf Richtung Decke. Atmen Sie tief ein, halten Sie den Atem etwa fünf Sekunden lang an, und atmen Sie dann langsam aus.

3

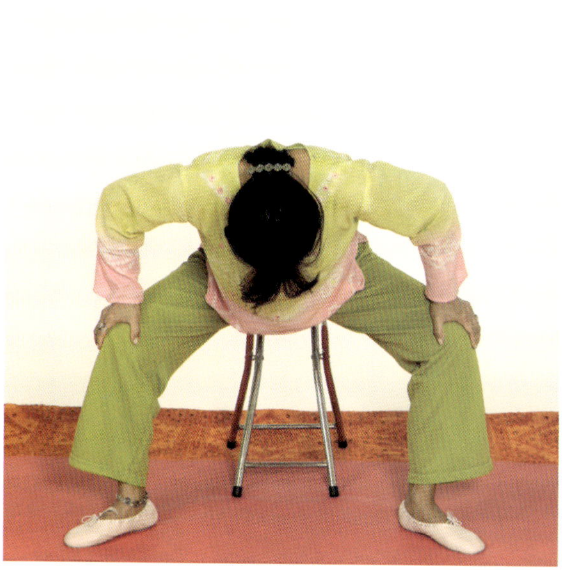

4

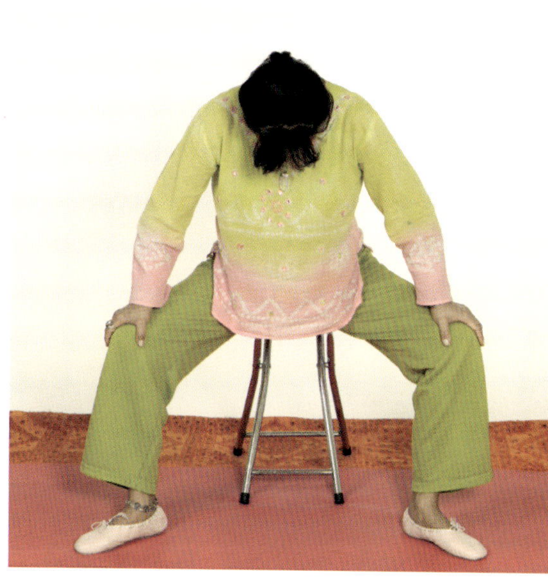

5

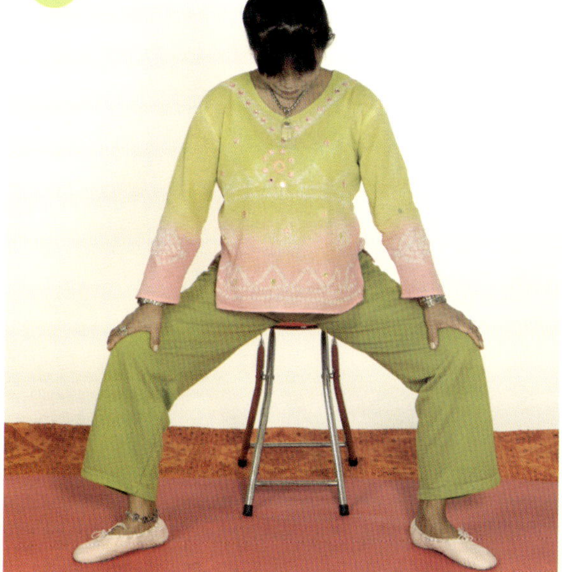

6

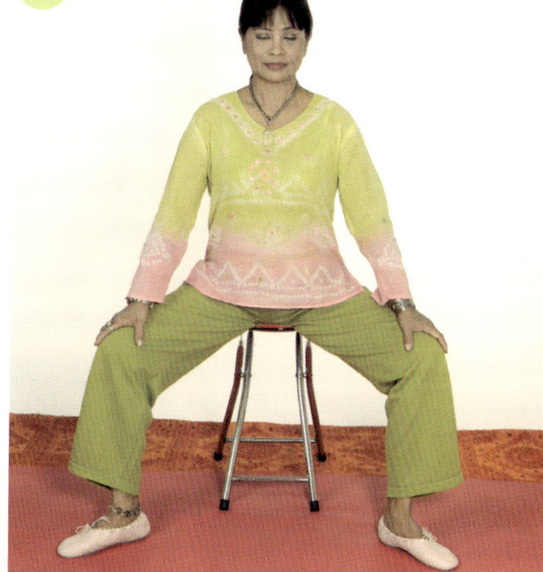

SCHÖNHEITS-YOGA – AUFBAUPROGRAMM

- Praktizieren Sie diese Atemübungen jeden Morgen. Sie können sie im Laufe des Tages zusätzlich sitzend oder stehend wiederholen, wann immer Sie Zeit dafür finden.
- Trinken Sie am Tag mindestens 1,5 Liter Wasser.
- Essen Sie viel rohes Obst und Gemüse.
- Praktizieren Sie die empfohlenen Gesichts-Yoga- und Körperübungen.
- Praktizieren die von Ihnen ausgesuchten Gesichts-Yogaübungen an sechs Tagen in der Woche.
- Machen Sie am siebten Tag keine Gesichts-Yogaübungen, damit Ihr Gesicht sich erholen kann.
- Stattdessen können Sie am siebten Tag mit den Atemübungen beginnen und dazu die Körperübungen mit fließenden Bewegungen ausführen.

YOGA FÜR EIN STRAHLENDES AUSSEHEN

Die Frau ist nicht nur Liebhaberin,
Sie ist das wahre Licht, das erleuchtet,
Als wäre sie nicht erschaffen worden,
Sie ist die Schöpferin.

Mevlana Celaleddin-i Rûmi

Strahlend

MIT BEWEGUNG UND ENTSPANNUNG ZU EINEM JÜNGEREN AUSSEHEN

Mit den Gesichtsübungen können Sie den natürlichen Alterungsprozess Ihres Körpers verlangsamen und bis zu zehn Jahre jünger aussehen, wenn Sie sie täglich anwenden. Die Übungen für richtiges Atmen, die Darmtätigkeit und die Kräftigung der Wirbelsäule werden außerdem dazu beitragen, dass Sie ein gesundes, schönes und vitales Aussehen erhalten. Gleichzeitig sind diese Übungen für Ihr gesamtes körperliches Wohlbefinden von Bedeutung.

Wer wünscht sich nicht ein strahlendes Aussehen und einen gesunden Körper? Wir wissen natürlich, dass wir uns nur dann als schön empfinden, wenn auch unser Körper ästhetisch aussieht. Auf den folgenden Seiten stelle ich Ihnen daher ein Basisprogramm vor, mit dessen Hilfe Sie sich innerhalb kurzer Zeit einen schönen, wohlgeformten Körper antrainieren können – vorausgesetzt, Sie wenden die Übungen regelmäßig an.

Bevor wir mit dieser Übungsreihe beginnen, lassen Sie uns noch einmal ins Gedächtnis rufen, was unter »richtigem Entspannen«, einem der fünf Yogaprinzipien, zu verstehen ist:
Wir können durch eine »richtige Entspannung«, die im Körper sowie im Geist völlige Ruhe bewirkt, stressbedingte Schmerzen und Fehlhaltungen korrigieren bzw. verhindern. Dadurch können wir auch in Zeiten, in denen wir die Übungen nicht anwenden können, mit der richtigen Entspannungstechnik für unser Wohlbefinden sorgen.

ANGESPANNT

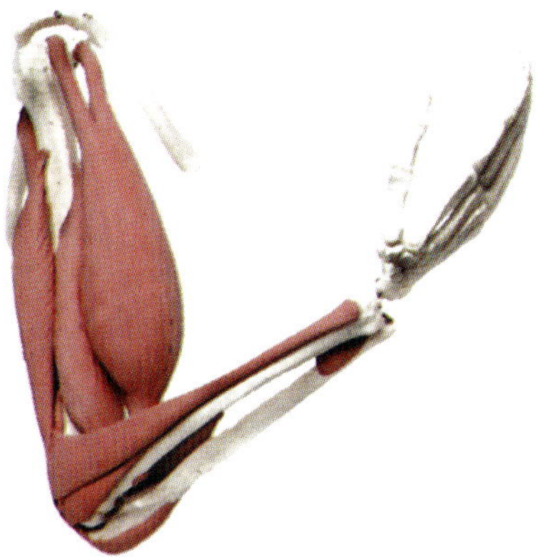

Ein angespannter Muskel.
Eine lange Anspannung ermüdet die Muskeln.

ENTSPANNT

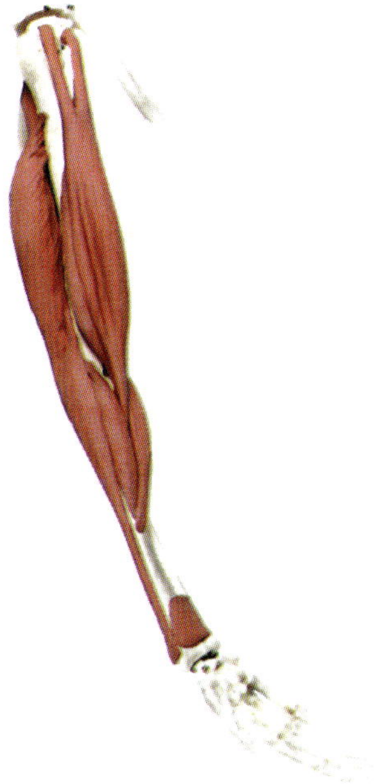

Trainierte Muskeln erschlaffen,
wenn sie nicht trainiert werden.

Richtiges Entspannen

Das richtige Entspannen gehört zu den fünf Prinzipien des Yoga. Um es anwenden zu können, sollten Sie verstehen, wie unsere Muskeln funktionieren.
Unsere Muskulatur verbraucht in der Vorbereitung bzw. in der »Wartehaltung« auf eine Bewegung mehr Energie als in der eigentlichen Ausführung. Dadurch wird eine Anspannung erzeugt, und die Muskeln können sich nicht entspannen. Wenn Sie Ihre Muskeln in dieser Phase jedoch bewusst entspannen können, werden Sie merken, dass sie effizienter arbeiten.

1. *Übung*

DAS KÄNGURU

(Bitte beachten Sie: Diese Übung ist für all jene gedacht, die Ihren Brustkorb erweitern wollen.)

- Stellen Sie sich mit schulterbreit geöffneten Beinen hin.
- Beugen Sie sich mit gestreckten Beinen und geradem Rücken nach vorne.
- Falten Sie die Hände.
- Atmen Sie tief ein, und drücken Sie beim Ausatmen die Handflächen kräftig gegeneinander.
- Wiederholen Sie diese Übung mindestens 7-mal.

Bitte beachten Sie: Bei Kreuzschmerzen sollten Sie diese Übung auf einem Stuhl sitzend ausführen.

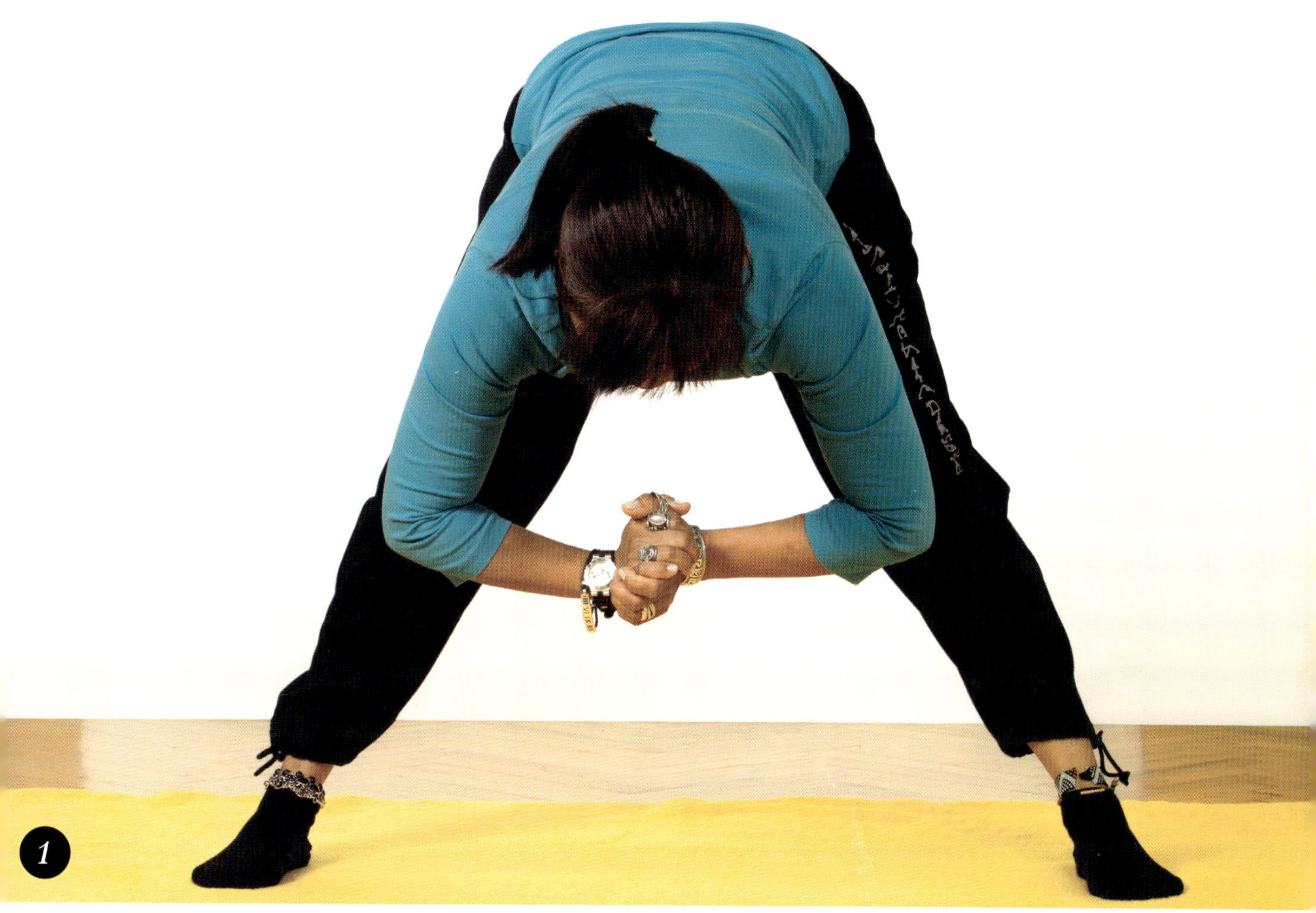
1

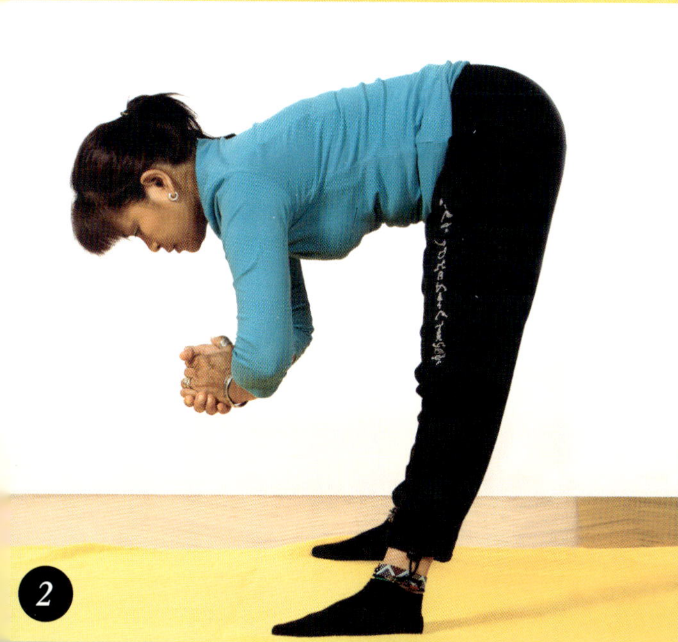
2

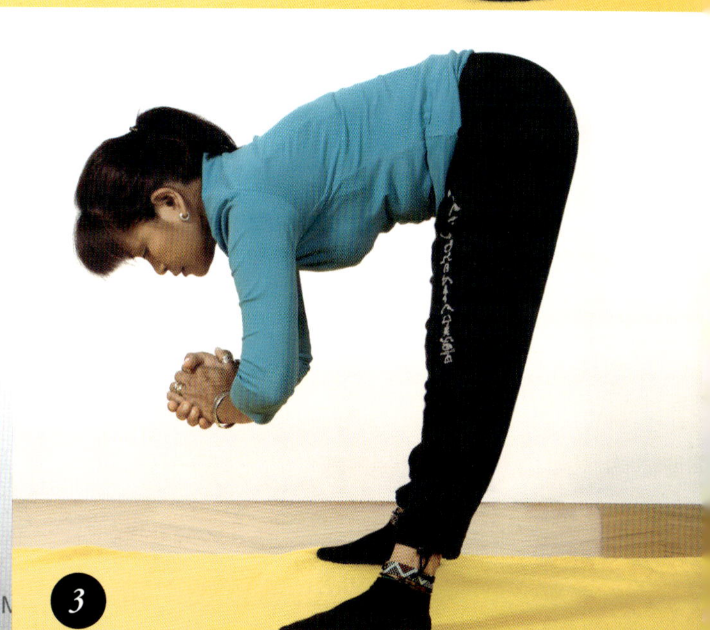
3

2. *Übung*

DIE KATZE

(unterstützt Wirbelsäule, Brust und Innenorgane)

- Gehen Sie auf alle Viere (Vierfüßlerstand). Achten Sie bitte darauf, dass Ihre Arme und Knie dabei gleich weit auseinander stehen.
- Atmen Sie ein, heben Sie Ihren Kopf Richtung Nacken an. Senken Sie den Brustkorb zum Boden, lassen Sie das Becken dabei aber oben.
- Bewegen Sie beim Ausatmen das Kinn zur Brust, ziehen Sie den Bauch dabei ein, halten Sie die Anspannung und machen Sie dabei einen Katzenbuckel.
- Wiederholen Sie diese Übung 7-mal.

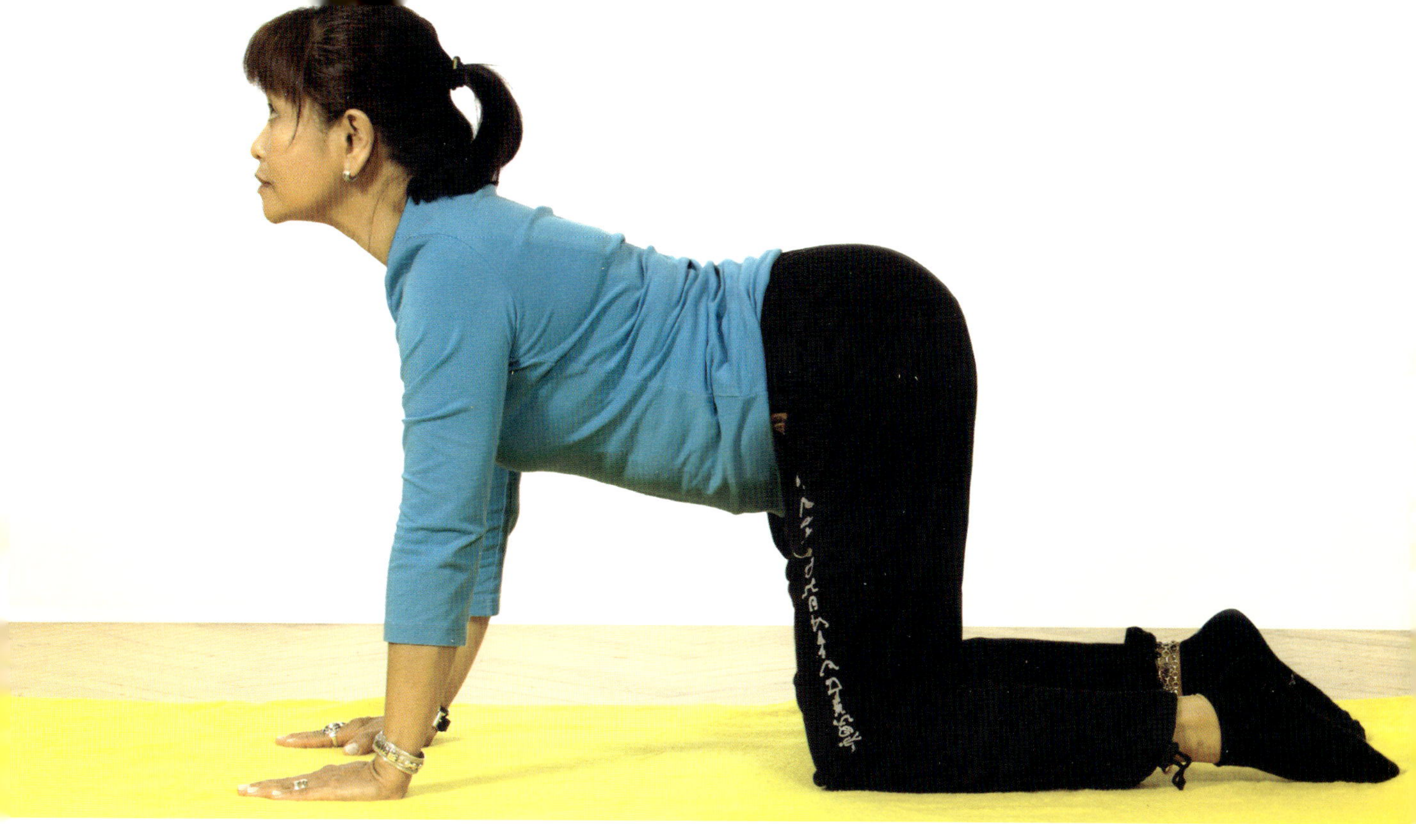

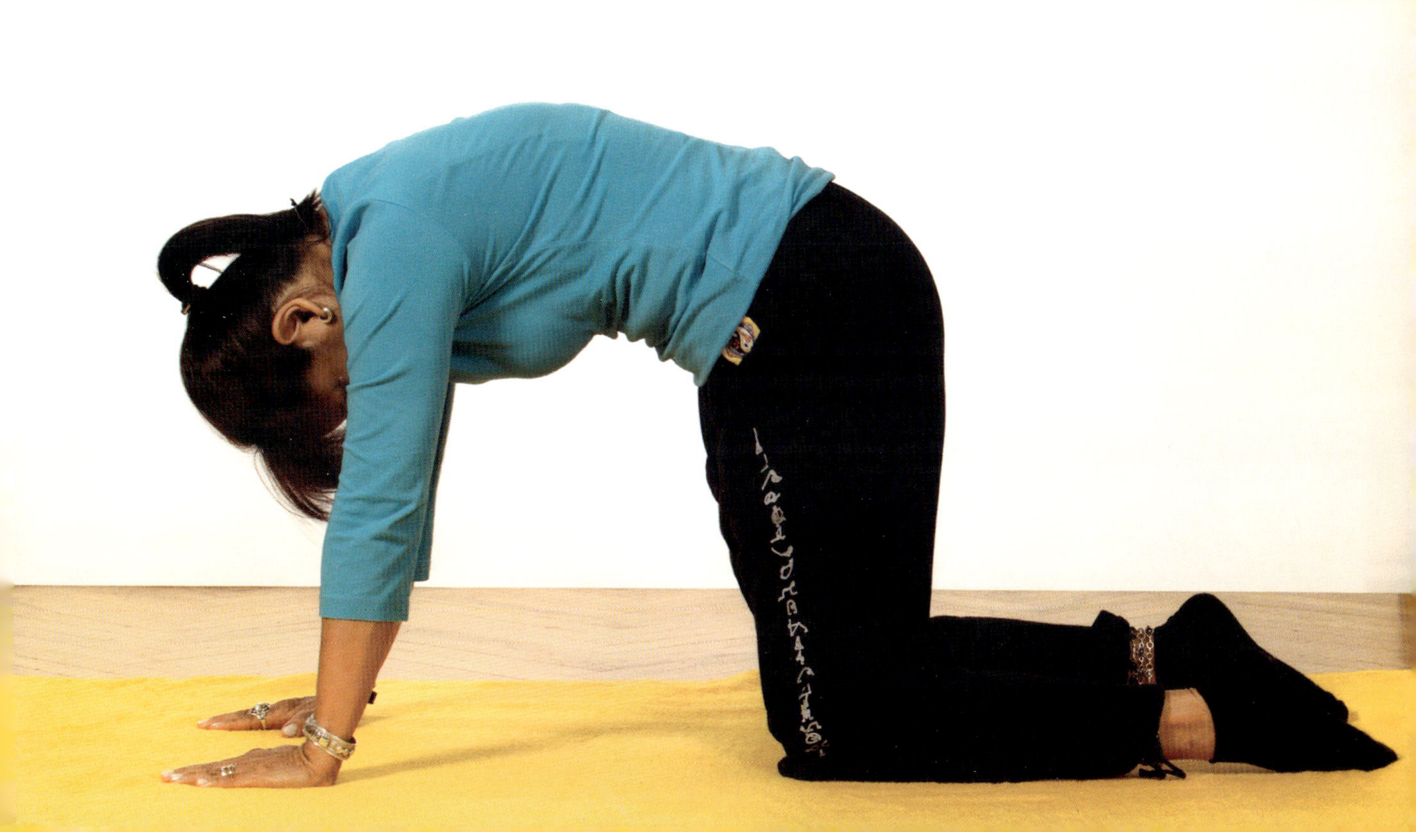

3. *Übung*

AUSSCHLAGEN

(formt Hüften und Beine)

- Gehen Sie in den Vierfüßlerstand. Halten Sie den Rücken dabei gerade.
- Atmen Sie ein, und bringen Sie Ihr rechtes Knie in Richtung Kinn. Strecken Sie beim Ausatmen das rechte Bein soweit es geht nach hinten und nach oben. Halten Sie dabei auch die Zehen gestreckt. Zählen Sie in dieser Position bis sieben.
- Atmen Sie ein, während Sie das Bein wieder nach vorne zum Kopf führen. Atmen Sie beim Ausstrecken aus. Zählen Sie in dieser Position bis sieben.
- Wiederholen Sie diese Übung 7-mal. Danach machen Sie die gleiche Übung mit dem linken Bein.

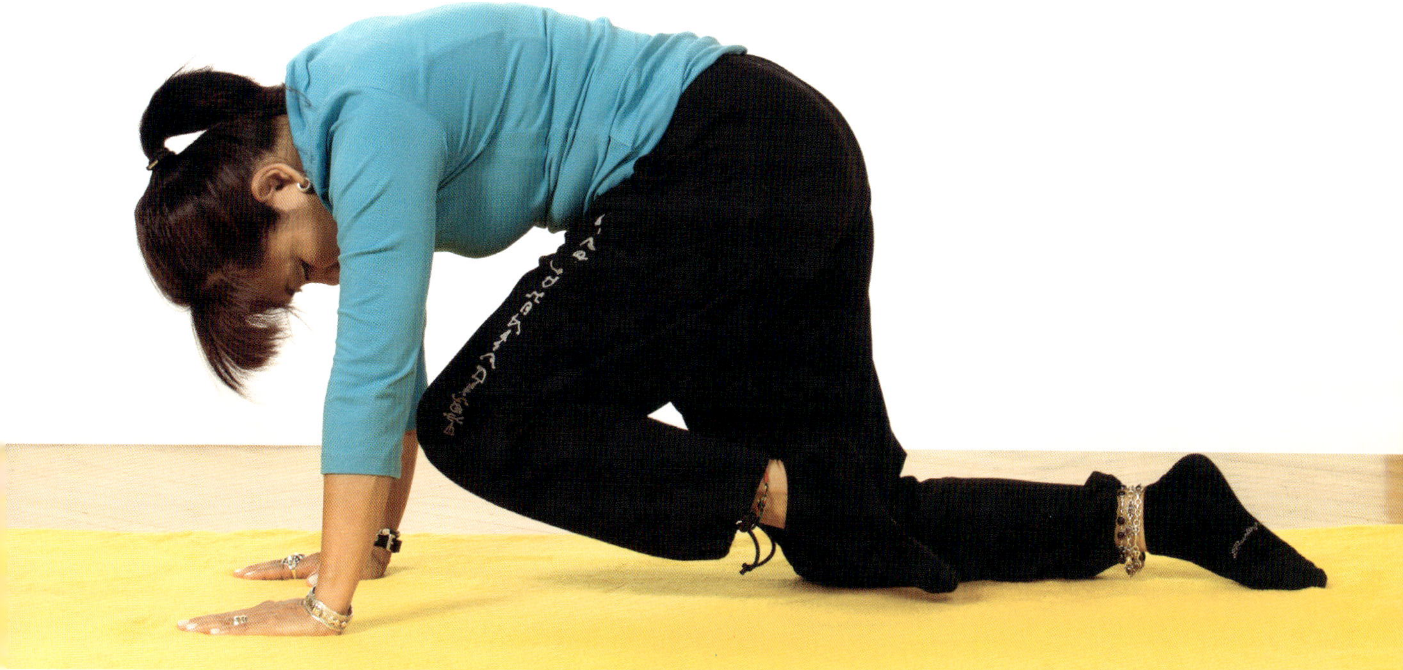

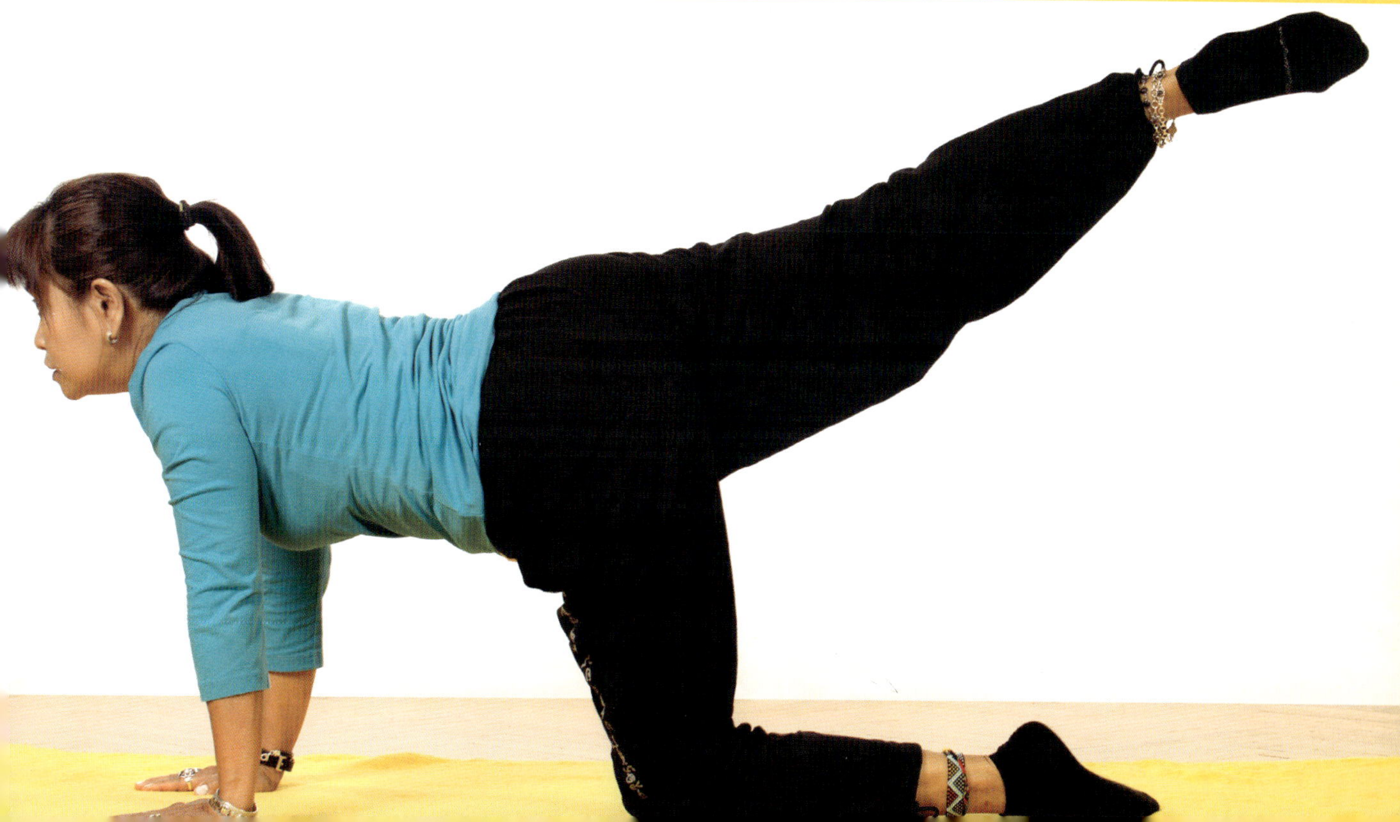

4. *Übung*

DER HUND

(formt Hüften und Beine)

- Gehen Sie in den Vierfüßlerstand.
- Heben Sie das rechte Bein angewinkelt an, und klappen Sie es wie ein »pinkelnder Hund« zur rechten Seite auf.
- Strecken Sie nun das rechte Bein parallel zum Boden aus, und bleiben Sie etwa sieben Sekunden lang in dieser Position.
- Winkeln Sie beim Ausatmen das Bein an und kommen zur Ausgangsposition zurück.
- Wiederholen Sie die Übung 7-mal pro Seite.

1

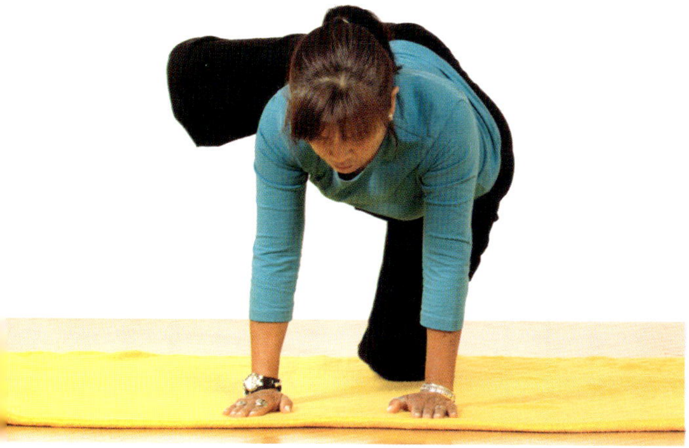

1

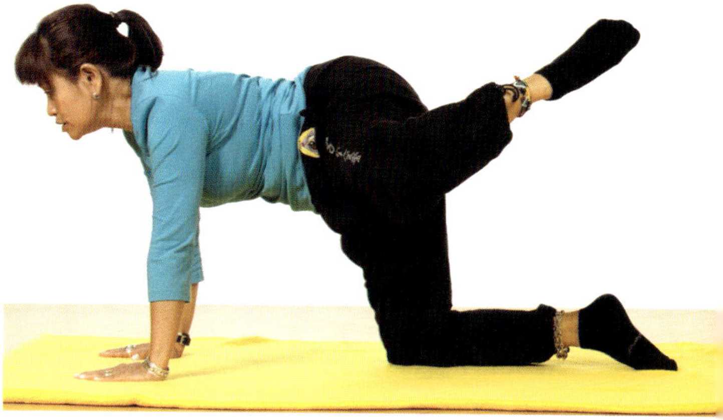

2

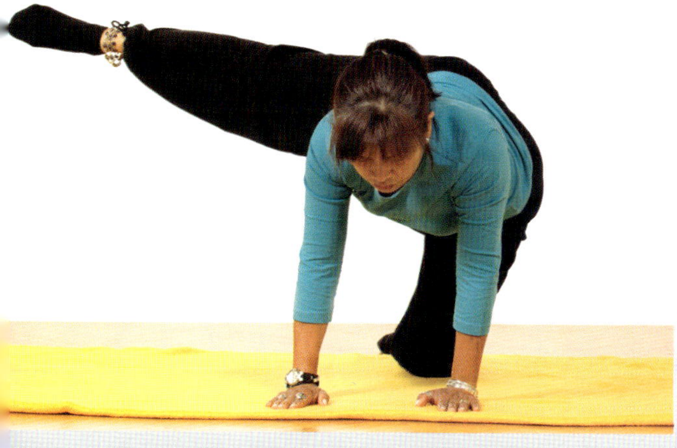

2

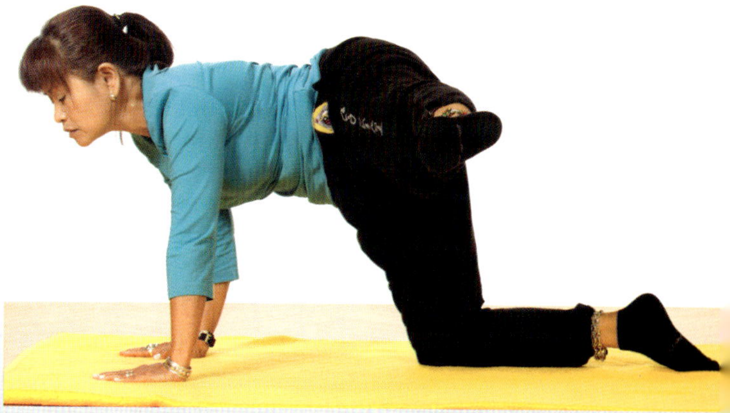

5. *Übung*

DER BABY-GANG

(für eine schöne Taille)

Diese Übung hat eine natürliche Massagewirkung auf die Wirbelsäule sowie auf sämtliche innere Organe. Zudem fördert Sie die Durchblutung und Verdauung und lindert Ischiasbeschwerden.

- Setzen Sie sich mit gestreckten Beinen auf den Boden. Verschränken Sie die Arme über der Brust. Machen Sie mitdem Becken und den gestreckten Beinen jeweils sieben kleine »Watschelschritte« nach vorne und nach hinten.
- Während Sie sich mit der rechten Becken- und Beinseite vorwärtsbewegen, drehen Sie den Oberkörper zur linken Seite. Dann führen Sie diese Übung mit der linken Seite durch und drehen den Oberkörper dabei entsprechend zur rechten Seite.
- Wiederholen Sie diese Übung 7-mal.

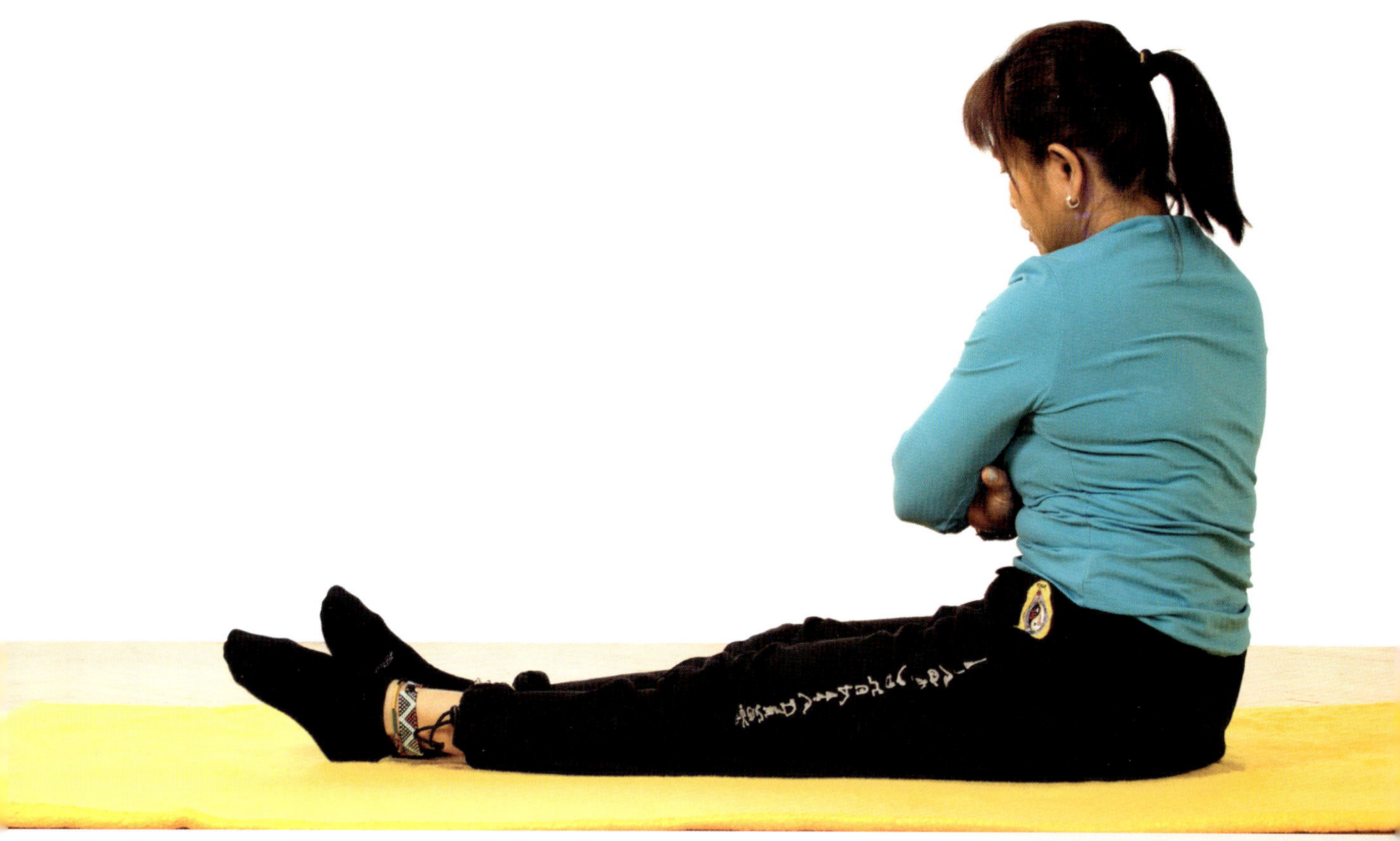

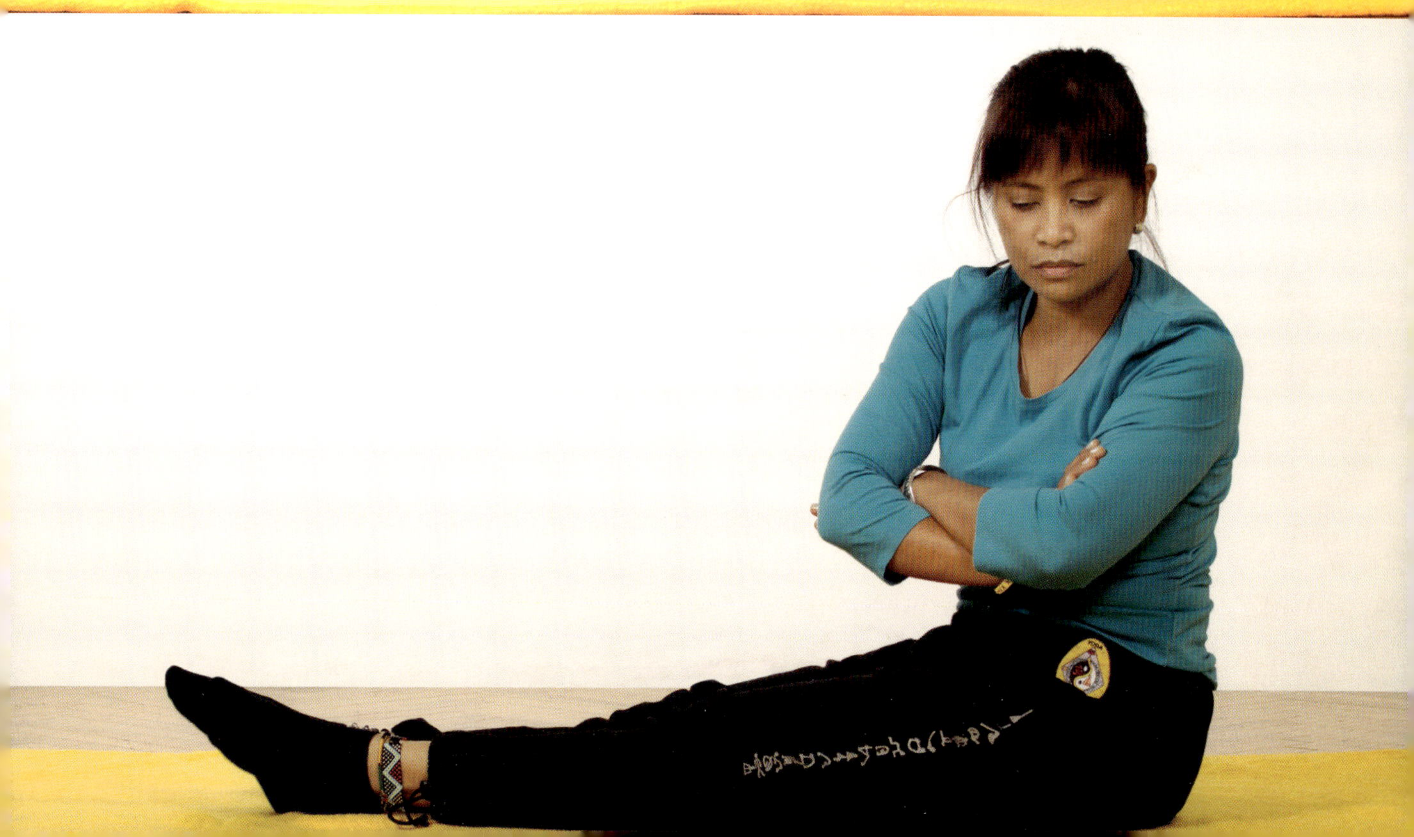

6. *Übung*

HALBE BRÜCKE

(unterstützt Harnblase, Geschlechtsorgane und Dickdarm)

- Legen Sie sich auf den Boden. Stellen Sie die Beine schulterbreit auf.
- Halten Sie die Fersen mit den Händen.
- Atmen Sie tief ein, drücken Sie das Becken soweit es geht nach oben und ziehen Sie dabei die Beckenmuskeln zusammen.
- Spannen Sie Bauch und Po an und halten Sie den Atem an.
- Zählen Sie in dieser Position bis sieben.
- Bringen Sie das Becken beim Ausatmen in die Ausgangsposition zurück. Wiederholen Sie diese Übung 7-mal.
- Verharren Sie beim achten Mal, wenn Sie Ihr Becken nach oben gebracht haben, in dieser Position und machen Sie 20-mal aus dem Bauch heraus den Blasebalg-Atem mit schnellen Zügen.
- Nehmen Sie anschließend die Entspannungsposition ein. (s. Foto S. 124)

Bitte beachten Sie: Bei Magenübersäuerung oder Reflux strengen Sie sich bei den Übungen nicht an. Die Übung sollte nicht während der Menstruation oder mit vollem Magen ausgeführt werden.

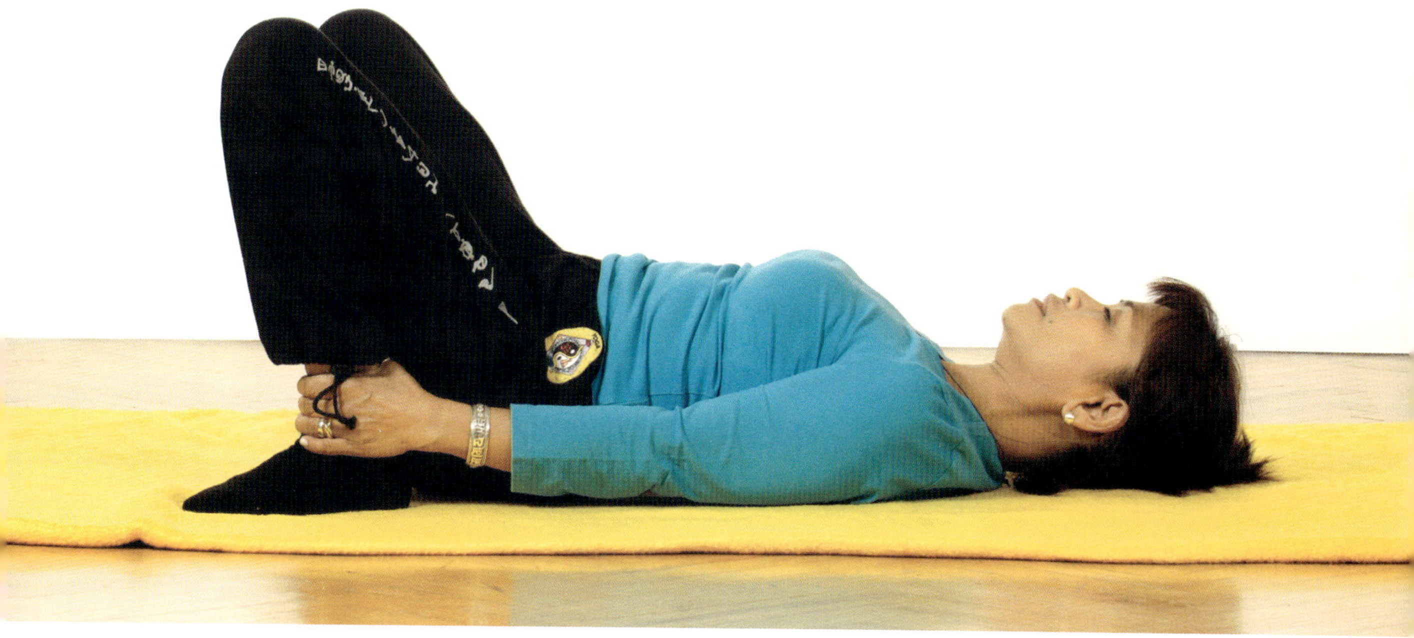

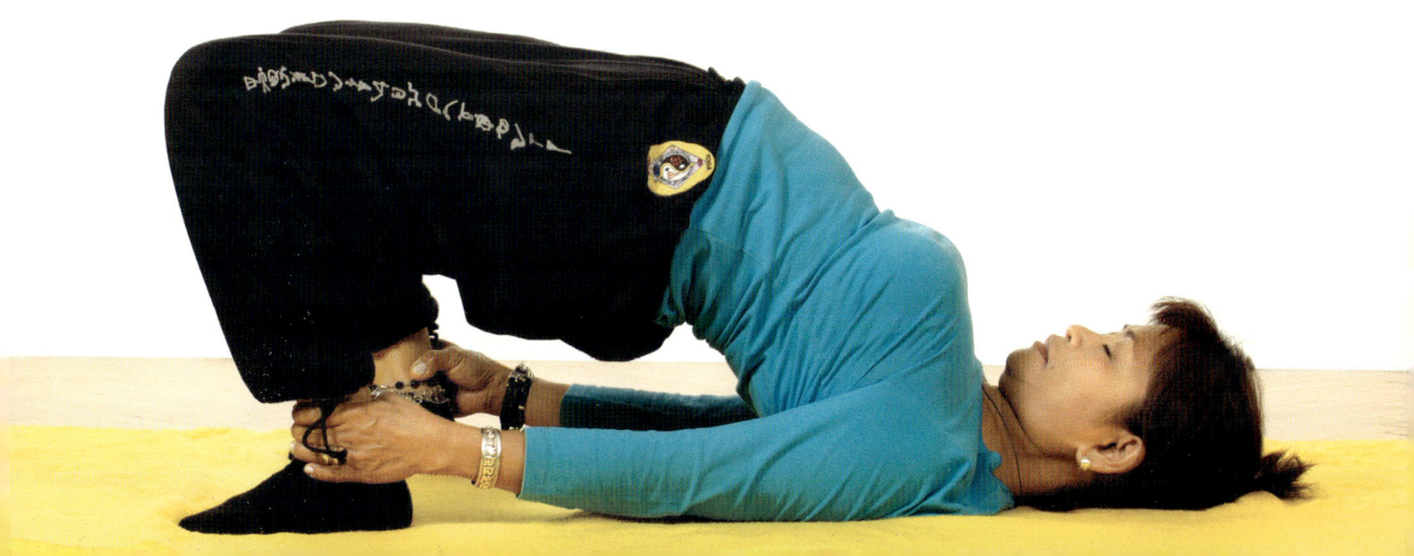

7. *Übung*

FLATTERN

(zur Kräftigung und Straffung der Oberarme)

- Lassen Sie die Arme am Körper hängen. Führen Sie dann die Arme leicht nach hinten, so dass sich Ihr Brustkorb nach vorne schiebt.
- Ihre Handflächen zeigen nach vorne, die Finger sind nicht gespreizt.
- Flattern Sie jetzt mindestens 100-mal wie ein Vogel mit den Armen.

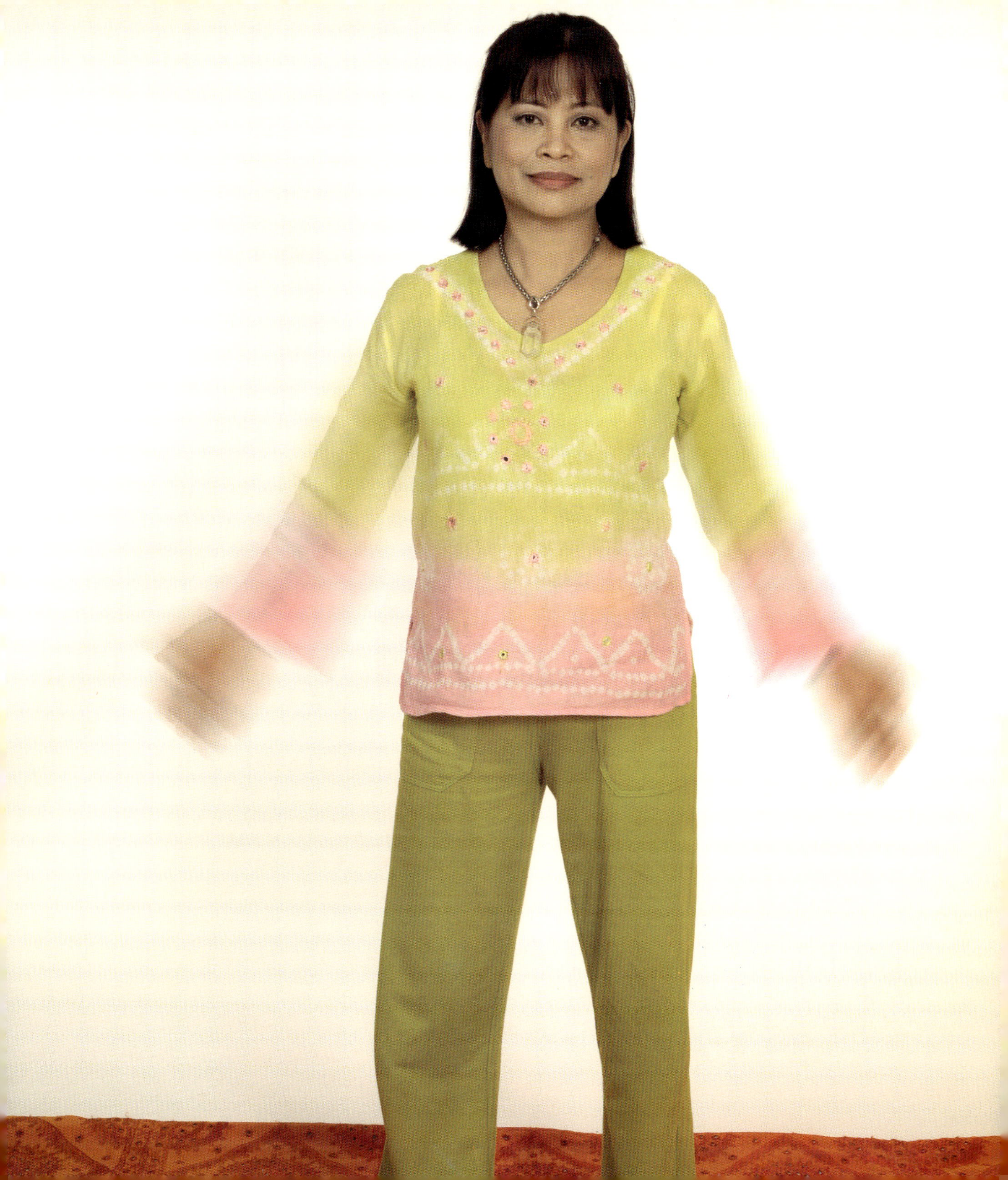

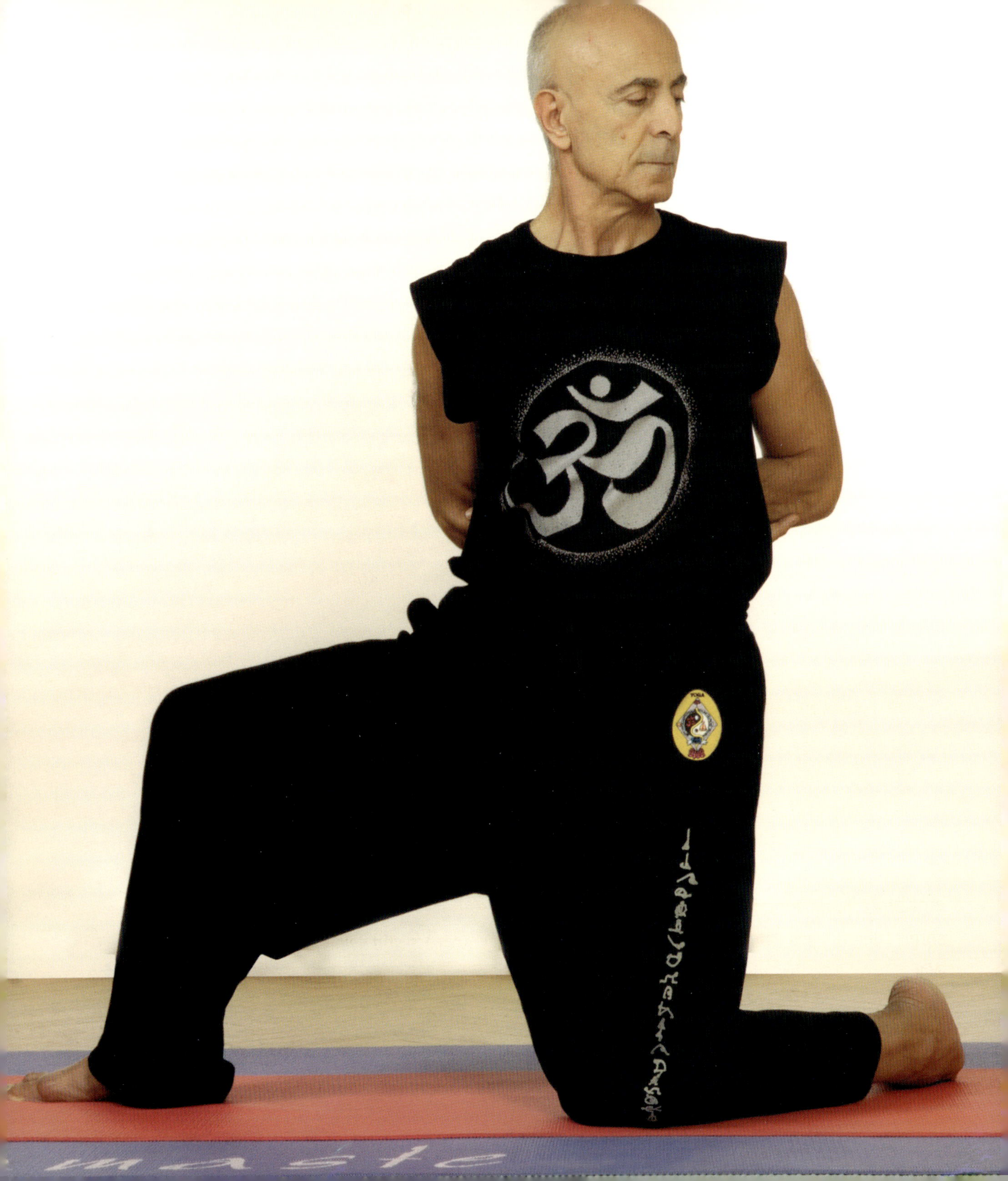

SONNEN- UND MONDGRUSS (Surya-Chandra Namaskar)

Der Sonnen- und Mondgruß ist eine Übungsreihe, die im asiatischen Raum seit mehreren hundert Jahren zur Gesundheitsförderung ausgeführt wird. Sonne und Mond werden als Quellen der Lebensenergie verstanden. Während die Sonne die männliche Energie – Yang – darstellt, steht der Mond für das Weibliche – Yin. Mit dieser Übung, die Sie morgens und abends machen können, werden die positiven Yang- und die negativen Yin-Energien in Ihrem Körper in ein Gleichgewicht gebracht. Durch die Anwendung diese Übungsreihe werden Sie gesund, vital, zufrieden und ausgeglichener sein.

Versuchen Sie, die Reihe mit ihren 30 Übungen ohne Anstrengung, fließend und elegant durchzuführen und dabei immer auf die richtige Atmung zu achten. Um eine Serie zu vollenden, sollten Sie alle Übungen hintereinander ausführen. Entsprechend Ihrer Kondition können Sie eine Serie auch ein paar Mal wiederholen.

Bei der Ausführung der Übungen werden in Ihrem Körper über einhundert Muskeln aktiviert. Ihr Körper wird dadurch viel beweglicher, da sämtliche Körperteile beansprucht werden. Sie sorgen durch diese Übungen für das Gleichgewicht Ihres Körpers und seines Energieflusses. Wenn Sie sich während der täglichen Ausführung des Sonnen- und Mondgrußes zusätzlich an die Grundregeln für gute Gesundheit halten, werden Sie einen lebendigeren, frischeren, geschmeidigeren und gelenkigeren Körper bekommen.

1. Stellen Sie sich mit fast geschlossenen Beinen hin. Die Hände falten Sie dabei vor dem Brustkorb. Atmen Sie mit geschlossenen Augen tief ein und aus und dann wieder tief ein.

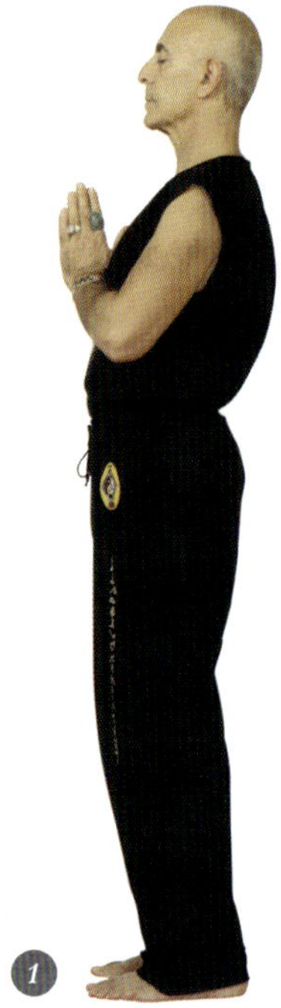

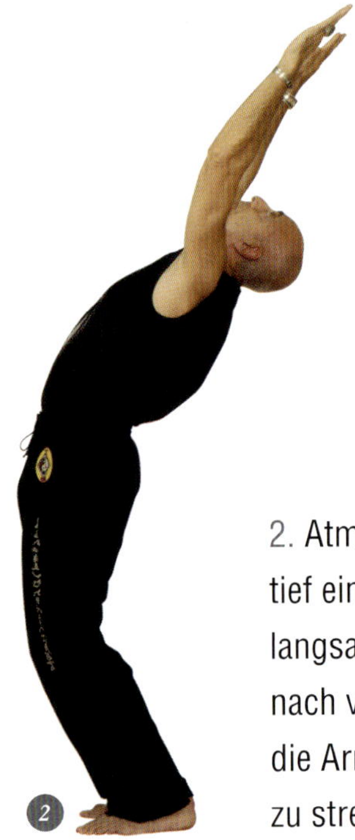

2. Atmen Sie wieder tief ein, senken dabei langsam die Hände nach vorne, um dann die Arme nach oben zu strecken.

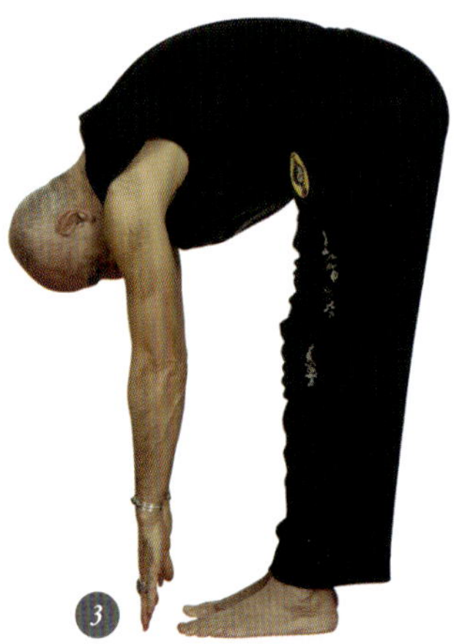

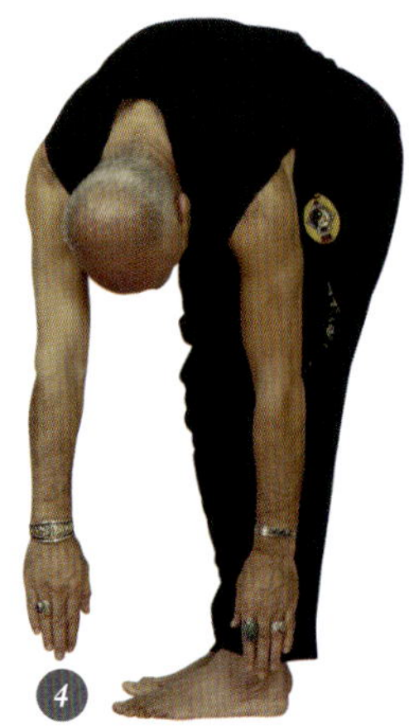

3. Während Sie ausatmen, beugen Sie den Oberkörper nach vorne. Atmen Sie in dieser Position 3-mal ein und aus.

4. Baumeln Sie 3-mal langsam nach rechts und links. Beim Einatmen nach rechts, beim Ausatmen nach links.

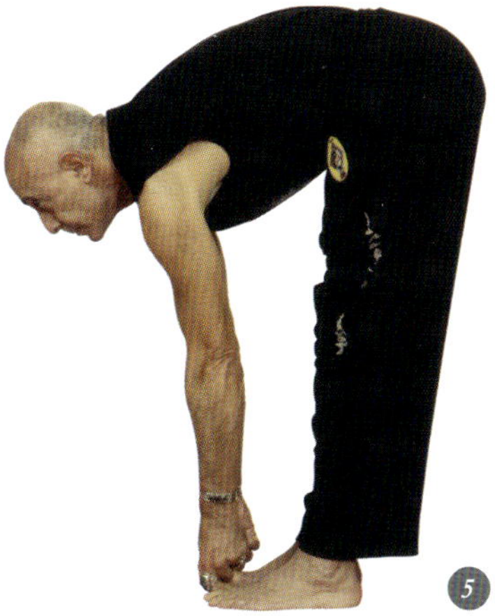

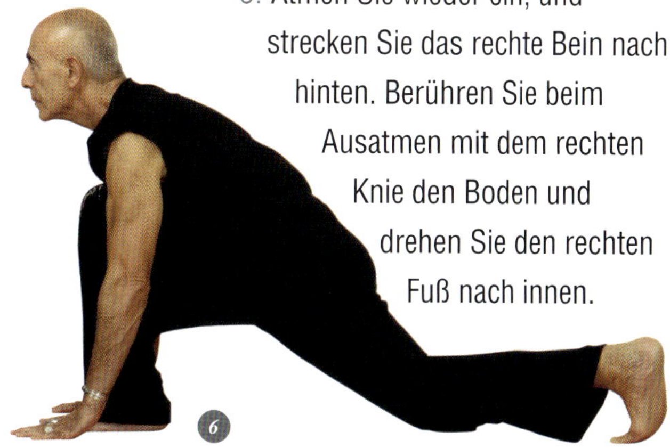

6. Atmen Sie wieder ein, und strecken Sie das rechte Bein nach hinten. Berühren Sie beim Ausatmen mit dem rechten Knie den Boden und drehen Sie den rechten Fuß nach innen.

5. Atmen Sie wieder ein und berühren Sie mit den Händen Ihre Zehen. (Falls Ihnen das nicht gelingt oder Sie Kreuzbeschwerden haben, halten Sie die Knie gebeugt). Schauen Sie geradeaus und drücken Sie Ihre Zunge gegen den Gaumen. Atmen Sie in dieser Position 3-mal tief ein und aus.

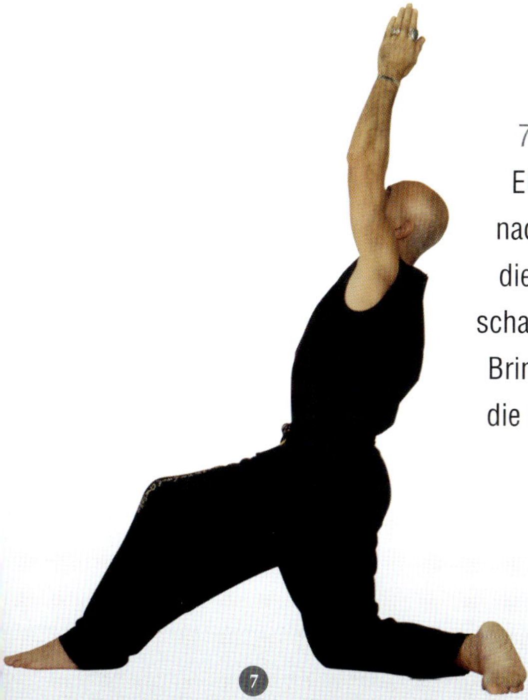

7-8. Strecken Sie beim Einatmen die Arme lang nach oben aus. Führen Sie die Hände zusammen und schauen Sie dabei nach oben. Bringen Sie beim Ausatmen die Hände in Richtung Herz.

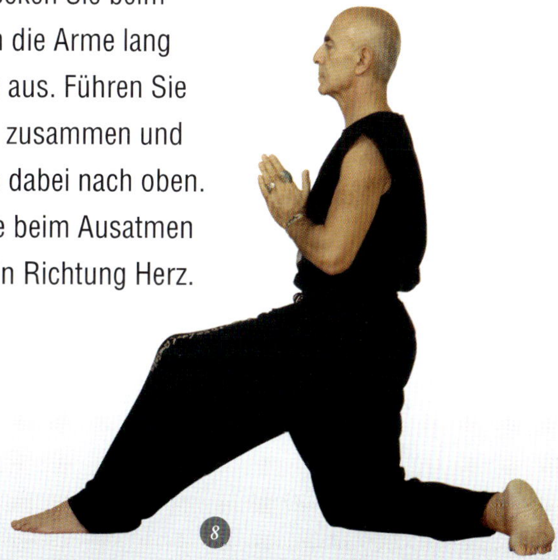

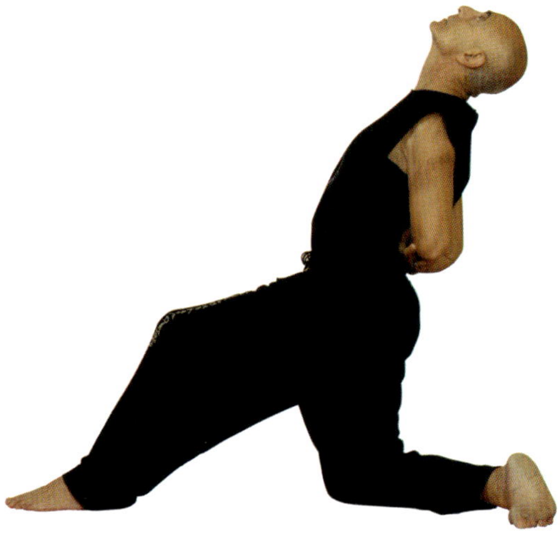

9

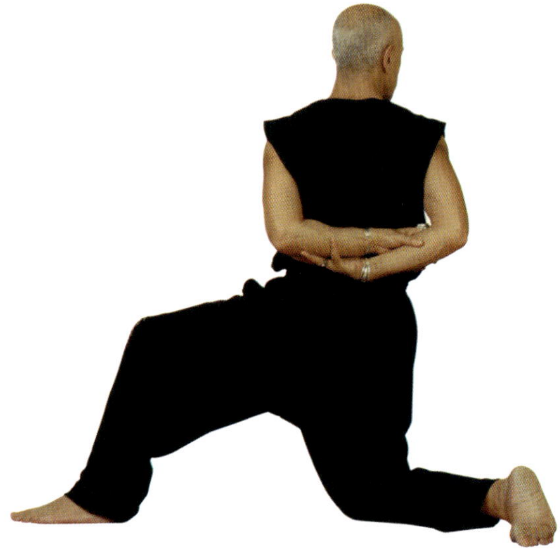

10

9. Atmen Sie ein, und verschränken Sie Ihre Arme im Rücken. Lehnen Sie sich ein wenig nach hinten, und schauen Sie nach oben, während Sie dabei ausatmen. Atmen Sie wieder ein, und bringen Sie beim Ausatmen den Oberkörper wieder zur Mitte.

10. Atmen Sie ein, drehen Sie sich beim Ausatmen nach rechts und schauen dabei nach hinten. Atmen Sie ein und bringen Sie beim Ausatmen den Oberkörper wieder zur Mitte.

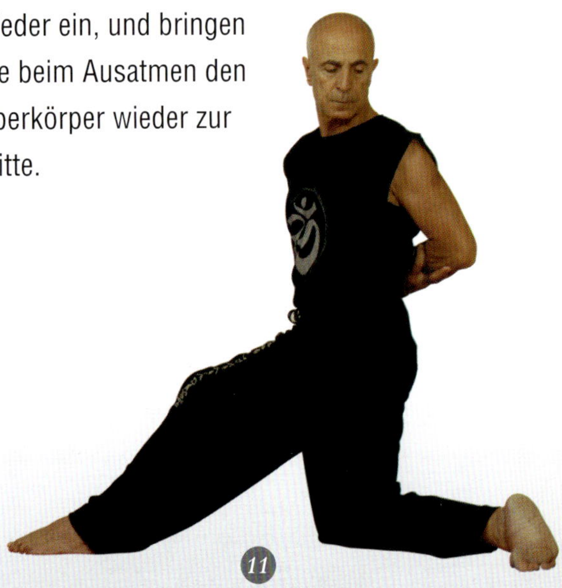

11

11. Atmen Sie ein, und drehen Sie sich beim Ausatmen nach links, wobei Sie nach hinten schauen. Atmen Sie ein, und bringen Sie beim Ausatmen den Oberkörper wieder zur Mitte.

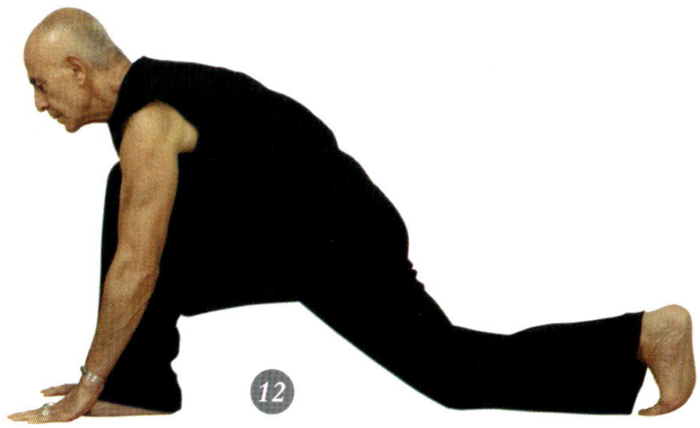

12. Atmen Sie ein und legen Sie beim Ausatmen die Hände neben Ihren linken Fuß auf den Boden.

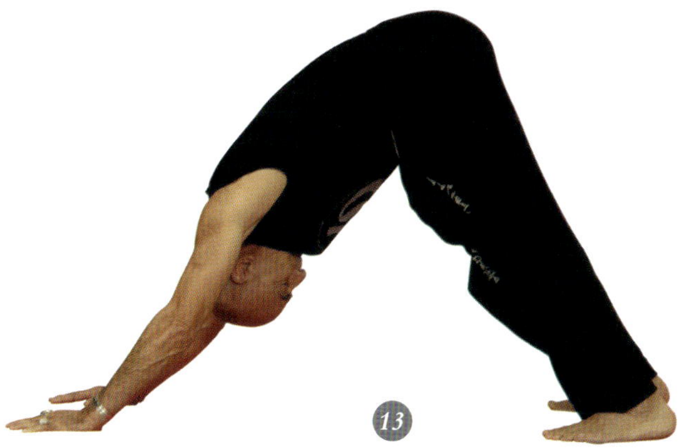

13. Atmen Sie ein, und strecken Sie Ihr linkes Bein nach hinten. Drücken Sie beim Ausatmen Ihre Fersen auf den Boden.

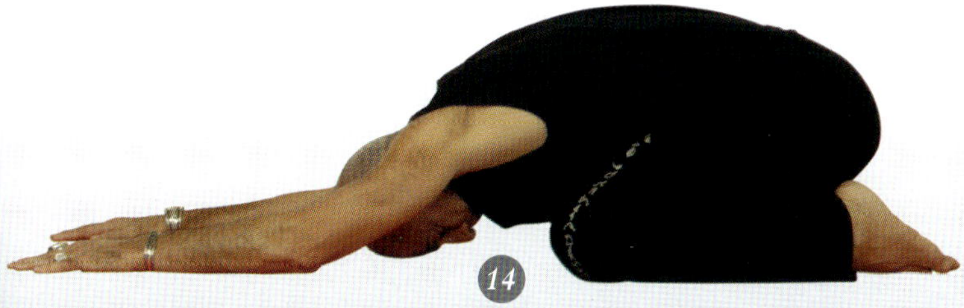

14. Atmen Sie ein, und winkeln Sie beim Ausatmen die Beine an. Knien Sie sich auf den Boden, wobei Ihre Knie schulterbreit geöffnet sind. Bringen Sie jetzt Ihren Oberkörper nach vorne. Strecken Sie Ihre Arme aus, und berühren Sie dabei mit Ihrer Stirn den Boden. Atmen Sie in dieser Position 3-mal tief ein und aus.

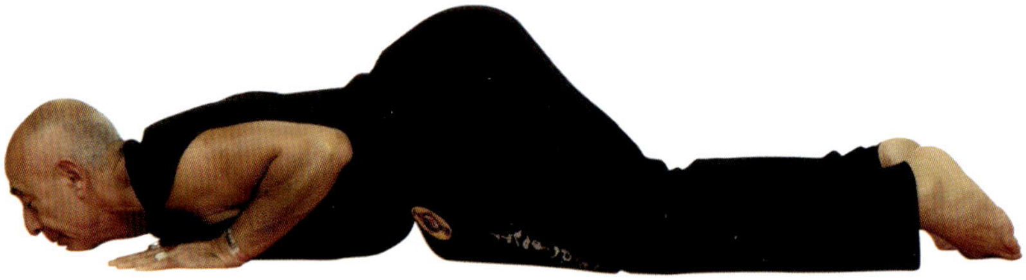

15

15-16. Atmen Sie wieder ein, und richten Sie sich beim Ausatmen wie eine Schlange auf, wobei Sie den Kopf anheben. Die Arme sind gestreckt, die Schultern bleiben unten. Atmen Sie 3-mal tief ein und aus.

Bitte beachten Sie: Bei Kreuzschmerzen oder -problemen sollten Sie die Unterarme auf dem Boden lassen, nur ganz leicht den Oberkörper anheben und 3-mal tief ein- und ausatmen.

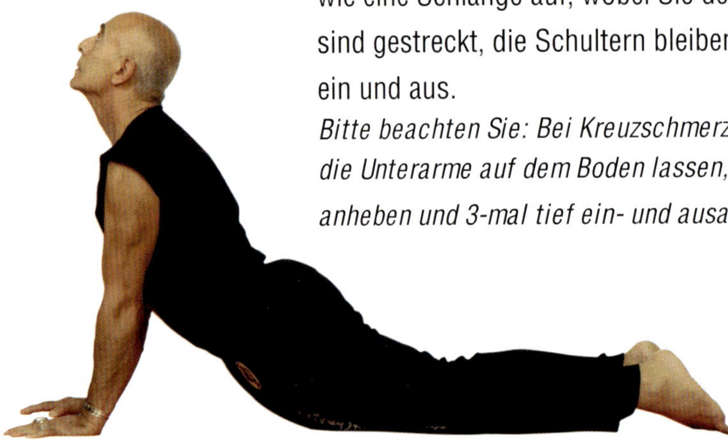

16

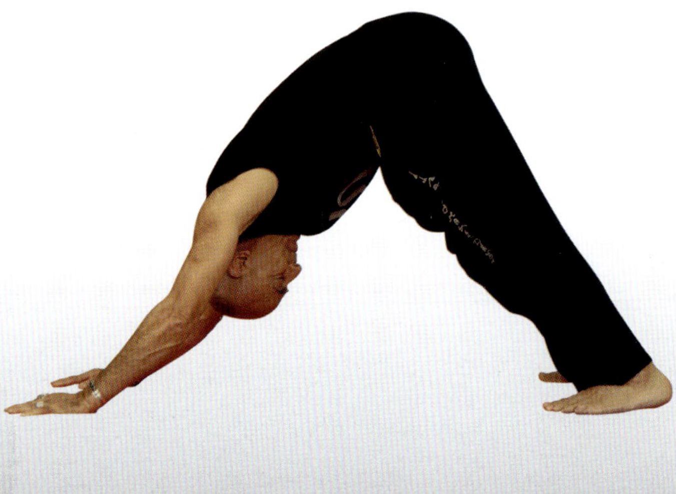

17

17. Atmen Sie wieder ein, stellen Sie die Füße auf und ziehen Sie das Becken nach oben, lassen Sie den Kopf dabei entspannt nach unten hängen. Atmen Sie in dieser Position 3-mal ein und aus.

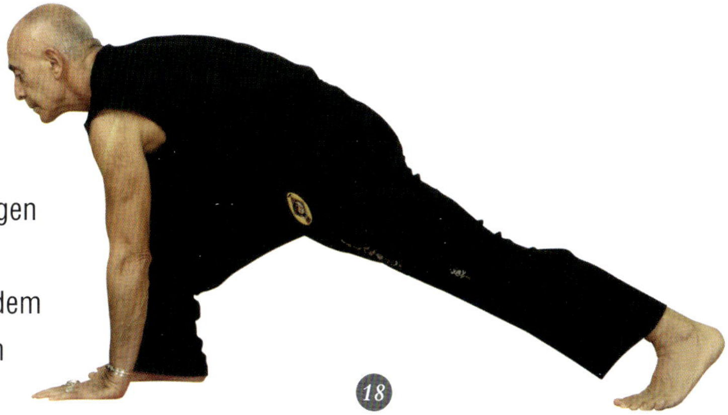

18

18. Atmen Sie wieder ein und bringen Sie den rechten Fuß nach vorne. Berühren Sie beim Ausatmen mit dem linken Knie den Boden, und drehen Sie den linken Fuß nach innen.

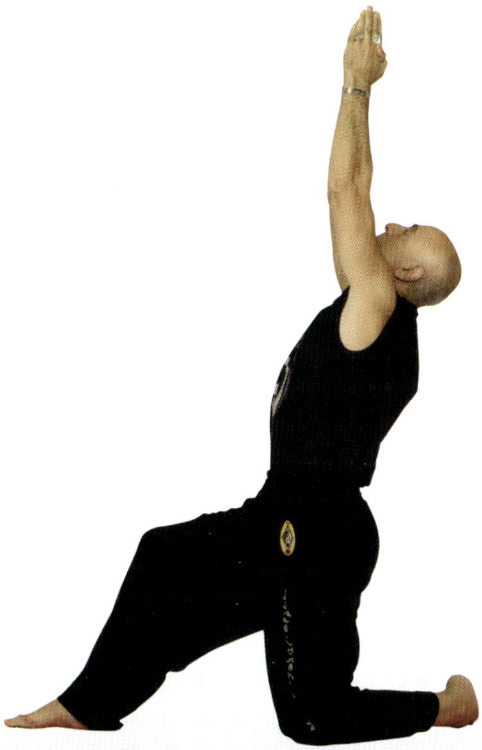

19

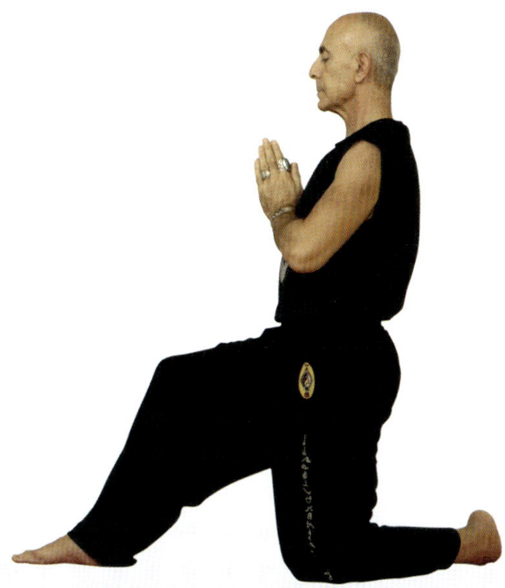

20

19-20. Atmen Sie ein, und strecken Sie dabei die Arme lang nach oben aus. Führen Sie die Hände zusammen, und schauen Sie dabei nach oben. Führen Sie beim Ausatmen die Hände in Richtung Herz.

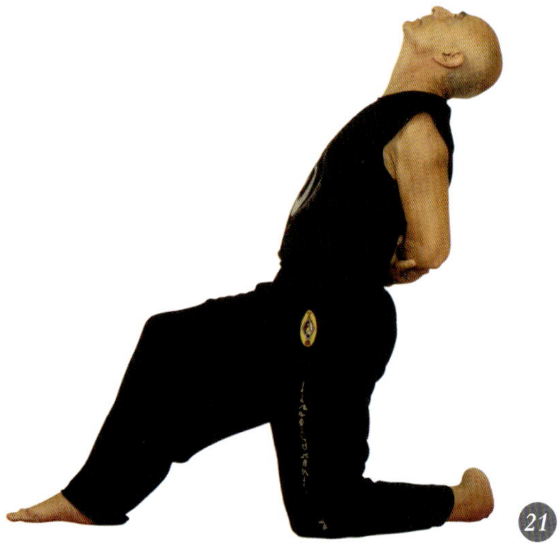

21. Atmen Sie ein, und verschränken Sie dabei Ihre Arme im Rücken. Lehnen Sie sich ein wenig nach hinten, schauen Sie nach oben und atmen Sie aus. Atmen Sie ein, und bringen Sie beim Ausatmen den Oberkörper wieder zur Mitte.

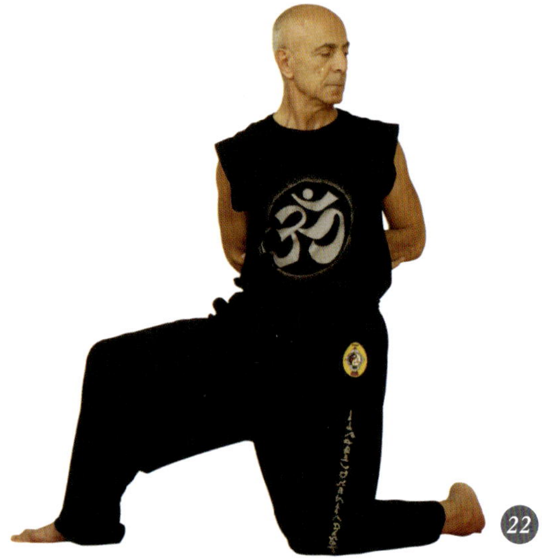

22. Atmen Sie ein, und drehen Sie sich beim Ausatmen nach links, wobei Sie nach hinten schauen. Atmen Sie ein, und bringen Sie beim Ausatmen den Oberkörper wieder zur Mitte.

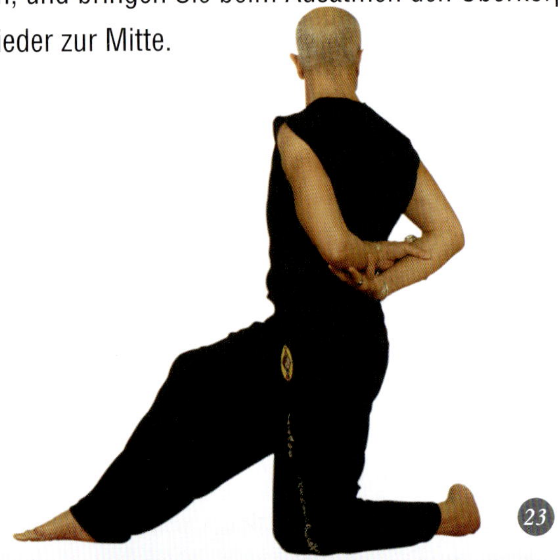

23. Atmen Sie ein, und drehen Sie sich beim Ausatmen nach rechts, schauen Sie nach hinten. Atmen Sie ein, und bringen Sie beim Ausatmen den Oberkörper wieder zur Mitte.

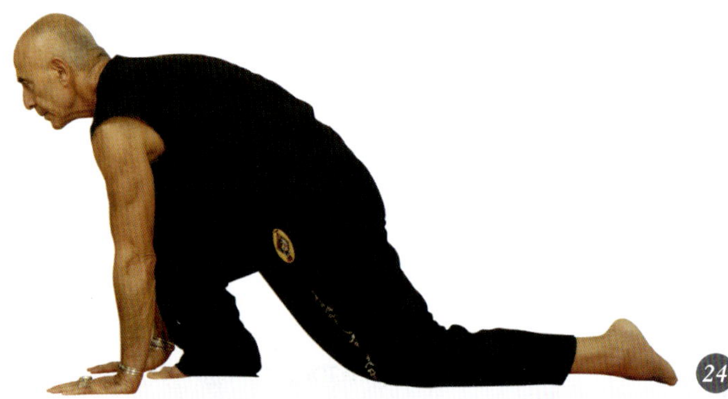

24. Atmen Sie ein, und legen Sie beim Ausatmen die Hände neben Ihren rechten Fuß auf den Boden. Atmen Sie ein, bringen Sie Ihren linken Fuß nach vorne und stellen Sie ihn neben Ihren rechten Fuß.

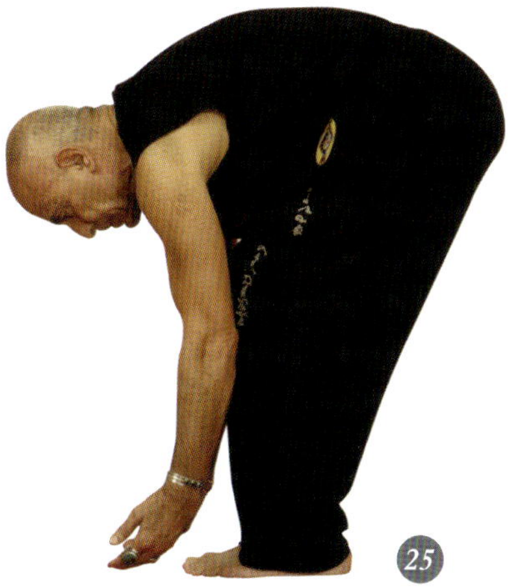

25

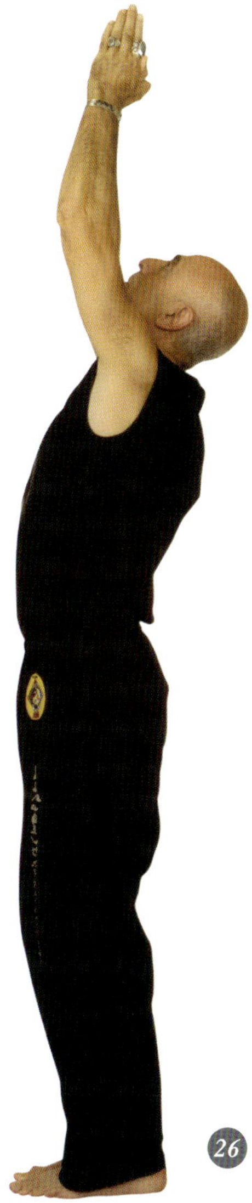

26

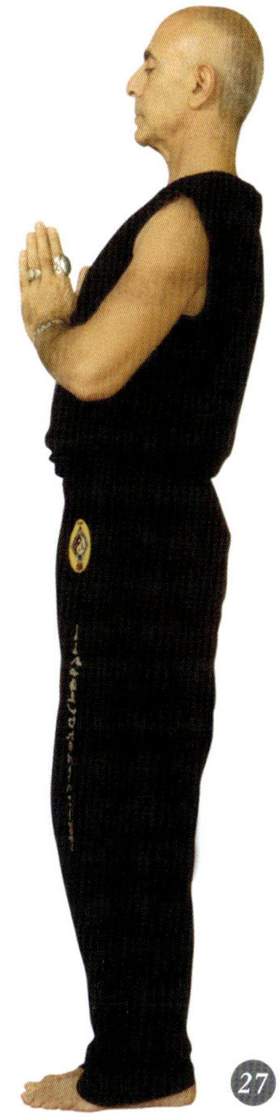

27

25-26. Atmen Sie aus, beugen Sie Ihre Knie und richten Sie sich mit gestreckten Armen langsam auf. Führen Sie die Hände zusammen und schauen dabei nach oben.

27. Führen Sie beim Ausatmen die Hände Richtung Herz und halten Sie sie vor dem Brustkorb gefaltet in der sogenannten »Nameste-Position«. Atmen Sie ein letztes Mal tief ein und aus.

Führen Sie diese Übung noch einmal durch, nur dass Sie diesmal bei der 6. und 18. Position das linke Bein nehmen. Dadurch führen Sie eine Serie aus. Ich empfehle Ihnen, den Sonnen- und Mondgruß in jeweils drei Serien auszuführen.

Entspannungslage (Shavasana)

- Legen Sie sich auf den Boden. Schließen Sie die Augen.
- Die Beine liegen schulterbreit auseinander.
- Die Arme befinden sich etwa 20 - 30 cm vom Körper entfernt.
- Die Handflächen zeigen nach oben, die Hände liegen locker.
- Entspannen Sie Ihren ganzen Körper und atmen Sie 6-mal tief ein und aus.

Mit jedem Atemzug spüren Sie, wie Sie sich mehr und mehr entspannen.

- Atmen Sie ganz normal ein und aus. Verbannen Sie alle Gedanken. Denken Sie an nichts.
- Um Ihren Geist zu »kontrollieren«, stellen Sie sich vor, dass Sie auf Ihr »drittes Auge« sehen können. Konzentrieren Sie sich dabei nur auf Ihren Atem.
- Bleiben Sie mindestens fünf Minuten lang so liegen. Danach richten Sie sich langsam auf und bereiten sich auf die Meditation vor.

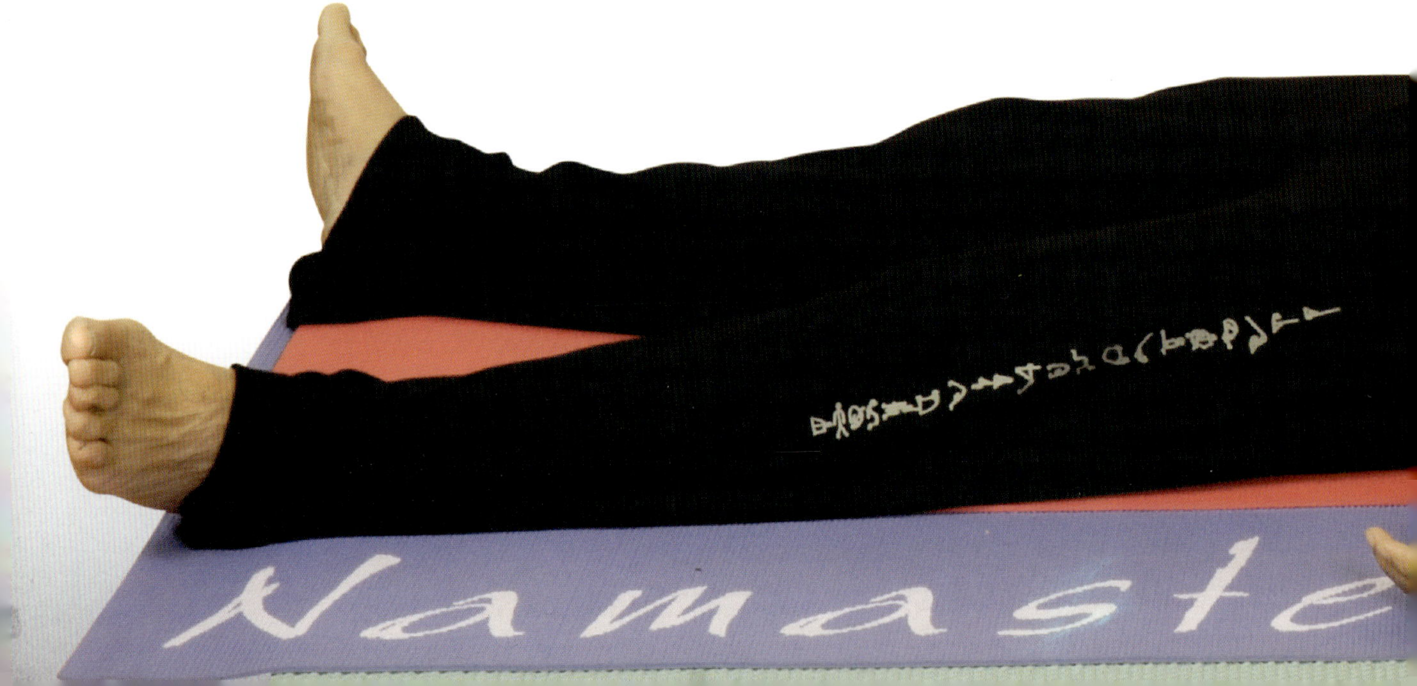

Wofür diese Übung gut ist:

Die Shavasana-Übung entspannt und baut Energie auf. Sie hält den Körper, Geist und Seele im Einklang.
Sie befreit von Verspannungen, sorgt für Vitalität, steigert Ihr Bewusstsein.

Sie stärkt den Kreislauf, reguliert den Blutdruck, beruhigt Geist und Seele und hilft gegen Abgespanntheit. Die Übung wird auch als Vorstufe zur Meditation verstanden. Sie hilft Ihnen, Ihre Aufmerksamkeit nach innen zu lenken. Sie hat eine therapeutische Wirkung bei körperlichen und seelischen Beschwerden.

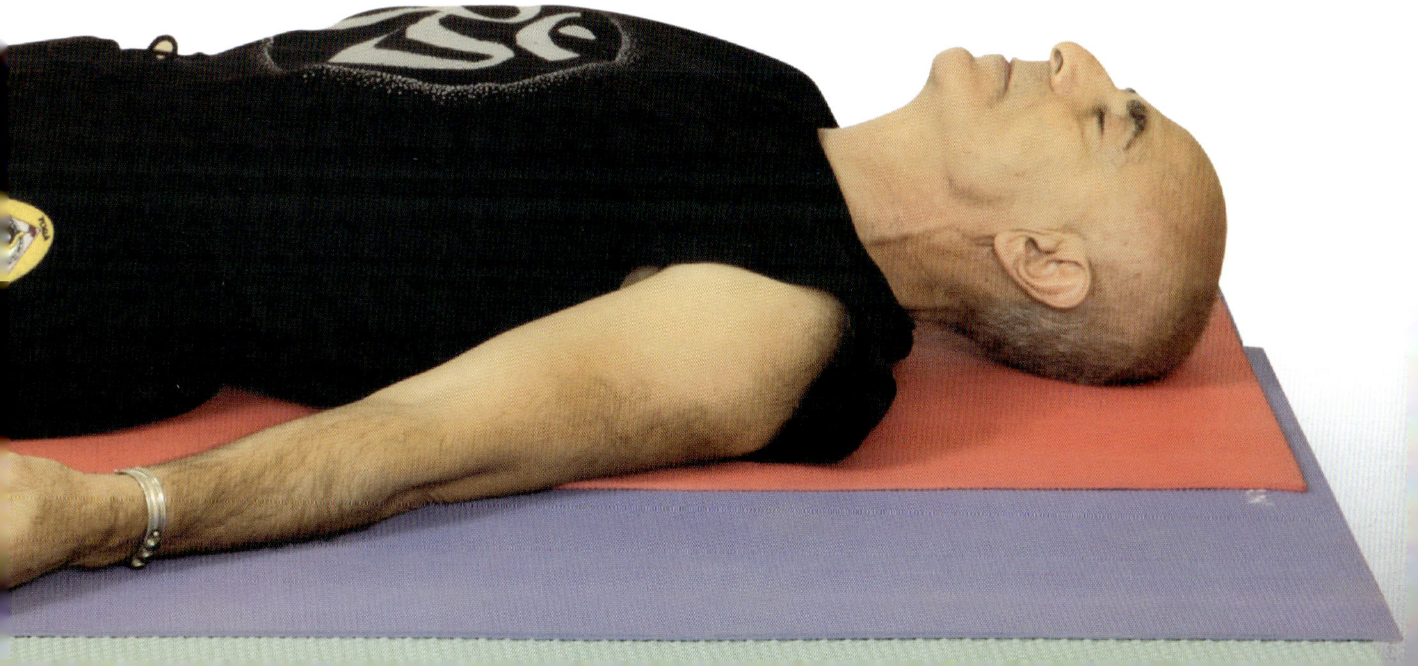

DIE ATMUNG VOR DER MEDITATION (PRANAYAM)

Suchen Sie sich bitte aus dem Kapitel »Die Kraft der Handgesten: Mudras« (S. 129) eine Mudra für die Atemübung »Pranayam«, ehe Sie mit dieser Meditation beginnen.

- Wählen Sie eine Mudra aus dem Kapitel »Die Kraft der Handgesten: Mudras« aus.
- Vor Beginn der Übung atmen Sie aus.
- Schließen Sie die Augen, und zählen Sie beim Einatmen, innerlich bis vier.
- Halten Sie Ihren Atem an, und zählen Sie innerlich bis vier.
- Atmen Sie aus, und zählen Sie innerlich bis vier.
- Zählen Sie bis vier.
- Diese Meditations-Atemübung sollten Sie mindestens 7-mal wiederholen.

DIE MEDITATION

- Nehmen Sie mit den Händen die erste Handposition der Mudra der Meditation ein.
- Atmen Sie normal ein und aus, und stellen Sie sich vor, dass Sie leicht ein- und ausatmen.
- Entspannen Sie sich mit geschlossenen Augen und »entleeren« Sie Ihren Geist. Denken Sie an nichts und wünschen Sie sich auch nichts.
- Um den Geist zu kontrollieren, sollten Sie sich vorstellen, in Ihr »drittes Auge« zwischen den Augenbrauen zu schauen. Versuchen Sie dabei ohne Anstrengung Ihren Atem zu »fühlen«.
- Bleiben Sie so lange Sie möchten in dieser Position, ohne sich jedoch zu bewegen.
- Atmen Sie zur Beendigung der Meditation aus dem Zwerchfell aus und sagen dabei mit einer natürlichen und weichen Stimme »OM«.
- Atmen Sie aus, und streichen Sie mit den Handflächen über Ihre Augen nach außen.
- Falten Sie Ihre Hände vor dem Brustkorb, senken Sie den Kopf ein wenig und beenden Sie die Meditation.

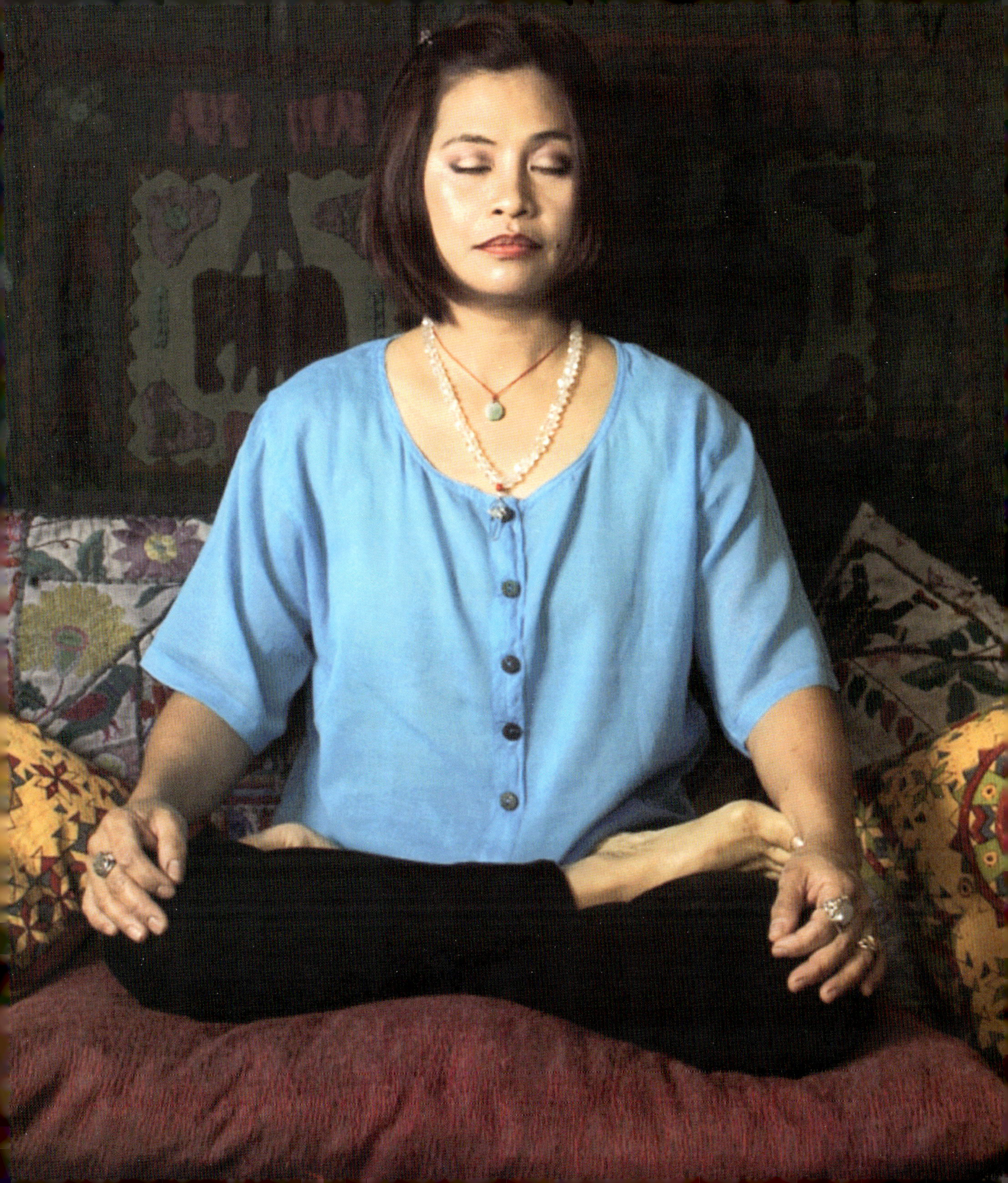

Es gibt jemand Unsichtbaren. Denke nicht, du bist allein!
Er hat sehr empfindsame und zugleich scharfe Ohren.
Hüte dich, schlimme Wörter zu sagen.

Mevlânâ Celâleddin-i Rûmi

DIE KRAFT DER HANDGESTEN: MUDRAS

Im klassischen Yoga werden Atemübungen und Meditation durch bestimmte Gesten oder Stellungen der Hände begleitet. Diese Stellungen werden Mudras genannt. Durch sie werden die Grundelemente des Lebens wie Erde, Feuer, Luft und Wasser dargestellt und sie sollen die Heilkräfte der Natur aktivieren und das Immunsystem stärken.

Die Grundelemente werden folgenden Fingern zugeordnet:

Der Daumen: Feuer / Sonne
Der Zeigefinger: Luft / Atem
Der Mittelfinger: Himmel / Kosmos
Der Ringfinger: Erde / Körper
Der kleine Finger: Wasserenergie

Meditations-Mudra:
Daumen und Zeigefinger berühren sich ganz leicht an den Kuppen.

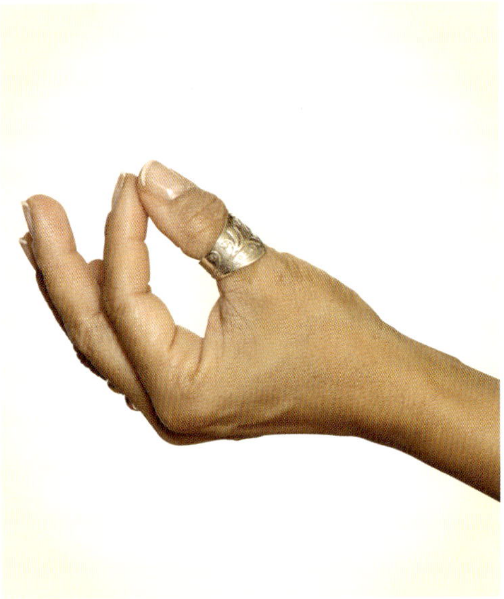

Was diese Position bewirkt:
Sie stärkt die Gehirnaktivität, die Konzentration und das Erinnerungsvermögen.
Außerdem hilft sie gegen Schlaflosigkeit, Angespanntheit und Zerstreutheit und unterstützt die Meditation.

Energie-Mudra:
Der Daumen wird in die Handfläche gelegt und die anderen vier Finger auf den Daumen.

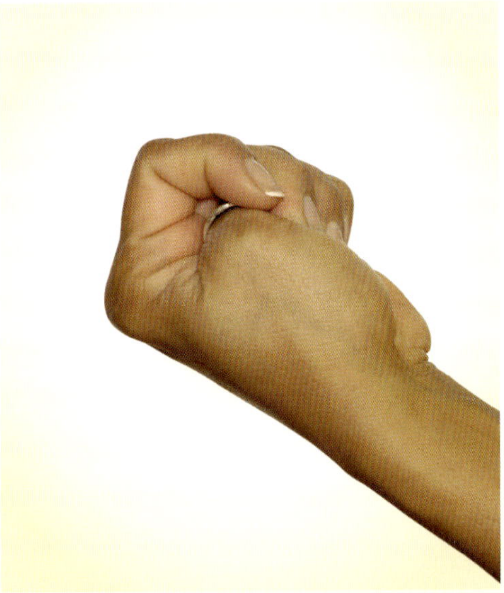

Was diese Position bewirkt:
Der Atem kann länger angehalten werden, Blutzirkulation und Lungentätigkeit werden unterstützt. Der gesamte Körper wird gestärkt. Wir erreichen längere Atemzüge und brauchen insgesamt weniger Atemwiederholungen. Die indische Philosophie berechnet die Lebensdauer nicht in Minuten, Tagen, Monaten oder Jahren, sondern in Atemzügen. Deshalb soll sich das Leben verlängern, wenn die »reine Luft« lange genug in den Lungen gehalten wird.

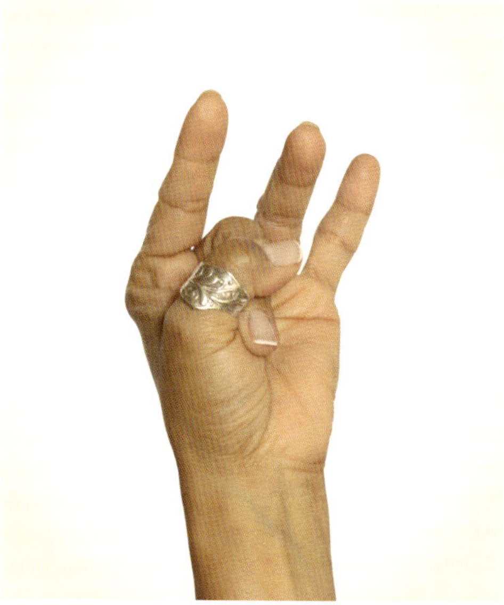

Shunya Mudra (Kosmische Energie):
Beugen Sie den Mittelfinger, bis er den Daumenballen berührt, dann drücken Sie den Mittelfinger leicht mit dem Daumen herunter.

Was diese Position bewirkt: Sie unterstützt die Heilung von Ohrenschmerzen und hilft generellen Problemen mit dem Gehör und bei Schwindel entgegenzuwirken. Um eine optimale Wirkung zu erzielen, sollten Sie diese Mudra-Stellung 40 bis 60 Minuten halten.

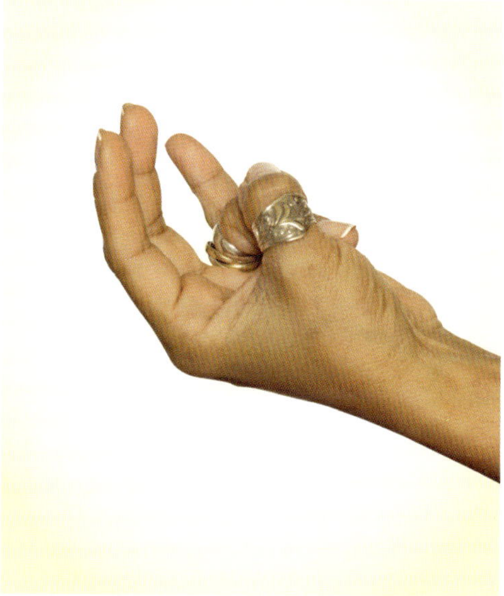

Sonnen Mudra:
Beugen Sie den Ringfinger und drücken Sie ihn am unteren Ende mit dem Daumen.

Was diese Position bewirkt:
Sie steigert die Körpertemperatur, lindert Verdauungsbeschwerden und unterstützt den Fettabbau des Körpers.

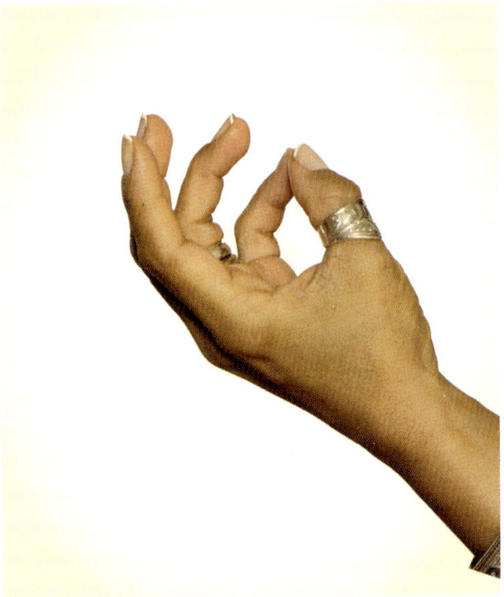

Varun Mudra (Wasserenergie):
Der Daumen und der kleine Finger berühren sich an den Kuppen.

Wofür ist diese Position gut:
Sie hilft bei der Blutreinigung, unterstützt die Heilung von Hautirritationen und verbessert das Hautbild insgesamt. Zudem hilft sie gegen Magenbeschwerden, die durch Wassermangel entstehen können.

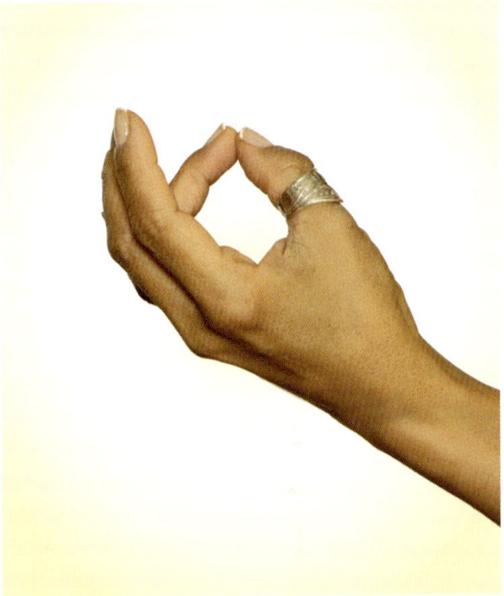

Pritvi Mudra (Erd- und Körperenergie):
Legen Sie die Kuppen des Daumens und Ringfingers leicht aufeinander.

Was diese Position bewirkt:
Sie steigert die Lebensenergie, gibt Kraft bei der Genesung, schafft geistigen Frieden.

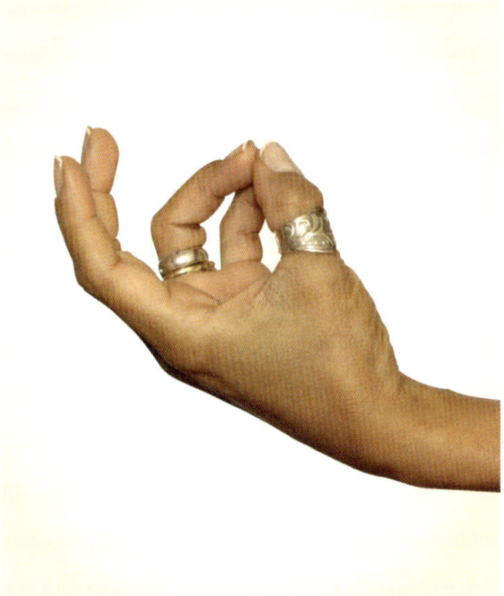

Parana Mudra (Lebensenergie):
Der kleine Finger und der Ringfinger berühren sich. Die Daumenkuppe liegt auf beiden Fingerkuppen und stellt so eine Verbindung her.

Was diese Position bewirkt: Sie steigert die Lebensenergie, die Vitalität des Körpers sowie eine innere Ausgeglichenheit. Außerdem verbessert sie die Sehkraft.

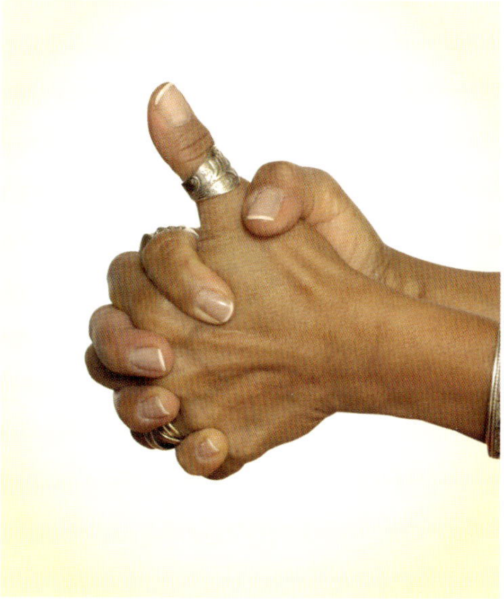

Ling Mudra:
Falten Sie Ihre Hände und strecken Sie dabei den linken Daumen nach oben. Der Zeigefinger und der rechte Daumen umfassen dabei den linken Daumen.

Was diese Position bewirkt: Die Lebensenergie wird gesteigert und das Atmungssystem gekräftigt. Durch die erzeugte Körperwärme verbrennt der Körper mehr Fett und reduziert die Absonderung von Schleim. Wenn Sie diese Übung ausführen, sollten Sie deshalb viel trinken.

Gewöhne dir Stroh und Gerste ab,
Fange an, Basilikum und Rosen zu essen!
Der körperliche Bauch führt zur Scheune,
Der geistige Bauch führt zu Basilikum-Feldern.

Mevlânâ Celâleddin-i Rûmi

GESUNDE ERNÄHRUNG

Sie haben bereits erfahren, dass »gesunde Ernährung« eines der fünf Prinzipien des Yoga bildet. Wenn Sie kurzfristig gute Ergebnisse durch die Gesichts-Yoga-, Atem-, Darm-, und Wirbelsäulenübungen und die Übungen zur Körperformung erzielen wollen, empfehle ich Ihnen, sich auch um eine »richtige Ernährung« zu bemühen. In diesem Kapitel werde ich Ihnen zeigen, wie die Ernährung nach den Prinzipien des Yoga aussieht.

Die Gabe des Essens ist uns nicht nur zum Genuss gegeben worden. Ebenso wie die Bedeutung der Sexualität nicht nur in purem Lustempfinden liegt. Sie können sich die Lust während der Sexualität auch als einen »Nebeneffekt« der Zeugung und des Gebärens vorstellen. Entsprechend ist der Zweck der Nahrungsaufnahme das Überleben. Genuss hingegen ist ein verlockender Zugewinn, der die Menschen zum Essen anregen soll.

Der Menschheit ist die instinktive Verbindung zur Natur leider verlorengegangen. Wir sind nicht mehr in der Lage zu entscheiden, was gut oder schlecht für uns ist.

Inzwischen werden im Westen wie im Osten wissenschaftliche Untersuchungen durchgeführt, deren Ziel es ist, die Menschen daran zu erinnern, wie sie gesund leben bzw. wie sie ihre Gesundheit wiedererlangen können. Eine gesunde Ernährung bedeutet in diesem Zusammenhang, sich auf die in der Natur existierenden Nahrungsmittel wie Obst, Gemüse, Trockenfrüchte, Getreide, Kräuter und Pflanzen zu besinnen. Diese vitalen, nährstoffreichen Nahrungsmittel sollten Sie roh oder zumindest halbgegart verzehren. Sie ernähren sich dadurch ausgewogen, können vielen Krankheiten vorbeugen und ein gesünderes Leben führen.

In ungegarten Lebensmitteln ist die Lebensenergie »Parana« enthalten. Wenn Gemüse hingegen zu lange gekocht wird, geht diese Energie verloren. Selbstverständlich wird es Ihnen nicht immer möglich sein, sich ausschließlich durch Rohkost zu ernähren. Aber Sie können sich dafür entscheiden, einfach weniger mit Hormonen oder anderen chemischen Mitteln behandelte Nahrung, Zucker, Weißmehl, Stärke, gekochte Nahrung und Fleisch zu konsumieren. Wir haben die Chance, etwas zu verändern. Nur so können wir ein gesundes Leben ohne Krankheiten führen.

Unsere Verdauung beginnt bereits im Mund. Dementsprechend können wir durch richtiges, langes Kauen dafür sorgen, dass unser Körper die Nahrung besser aufnimmt und optimal verarbeitet. Die Enzyme im Speichel sorgen dabei für die Verdauung von Stärke und Kohlenhydraten. Aus diesem Grunde sollten

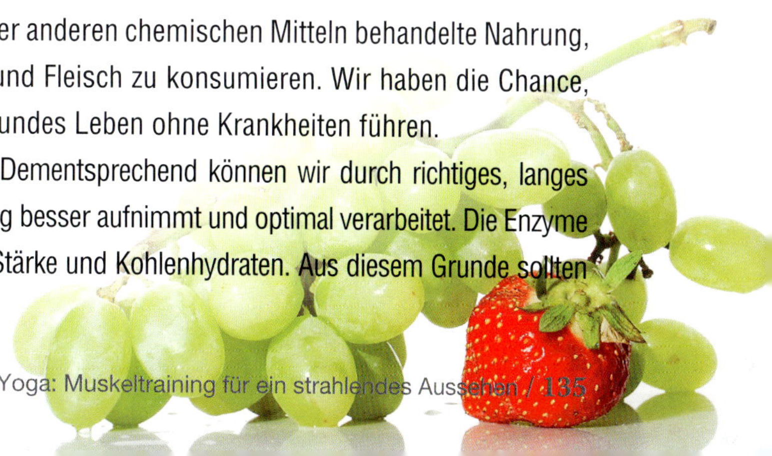

Sie die Nahrung so lange kauen, bis sie breiig ist. Außerdem können die Magenmuskeln das Essen besser zerkleinern und verarbeiten, wenn Sie bereits vor der vollständigen Sättigung mit dem Essen aufhören.

Die beste Zeit, Wasser zu trinken oder generell Flüssigkeit zu sich zu nehmen, ist eine halbe Stunde vor oder zwei bis drei Stunden nach dem Essen. Wenn Sie während einer Mahlzeit zu viel oder zu viele verschiedene Proteine gleichzeitig zu sich nehmen, wird der Verdauungsprozess erschwert und Ihr Körper altert schneller.

Die Inhaltsstoffe der Nahrung werden über die Darmwände in den Organismus aufgenommen. Deshalb ist es wichtig, den Darm von Mukus, also Schleim, und Verstopfungen zu reinigen. Die Inhaltstoffe der »gesunden Nahrung« können ansonsten nicht vollständig aufgenommen werden, da sie nicht über die Darmwände in den Blutkreislauf und die Zellen gelangen können. Sie sollten Fleisch, stärkehaltige Nahrung und Milchprodukte, die allesamt klebrig sind und Mukus produzieren, nur in geringem Maße zu sich nehmen. Zu diesem Thema empfehle ich das Buch von Prof. Dr. Arnold Ehrets, *Die schleimfreie Heilkost* (Natura Viva, 2006).

Menschen, die viel Auto fahren, oder vorwiegend sitzenden Tätigkeiten nachgehen, sich wenig bewegen oder falsch ernähren, leiden in der Regel an Verstopfung. Verstopfung bildet eines der größten Gesundheitsrisiken. Die Schlacken und Gifte können hierbei nicht rhythmisch vom Körper ausgeschieden werden und verursachen somit Krankheiten. Um sich von Verstopfung zu befreien, empfehle ich Ihnen, zwischen den Mahlzeiten acht bis zehn Gläser Wasser zu trinken.

- Denken Sie positiv!
- Essen Sie erst dann wieder, wenn die letzte Mahlzeit richtig verdaut ist, und Sie wieder Hunger haben.
- Teilen Sie Ihr Essen mit jenen, die weniger haben.
- Käse und Eis sind die größten Dickmacher.
- Verbranntes Öl ist giftig, verzichten Sie daher auf Gebratenes.

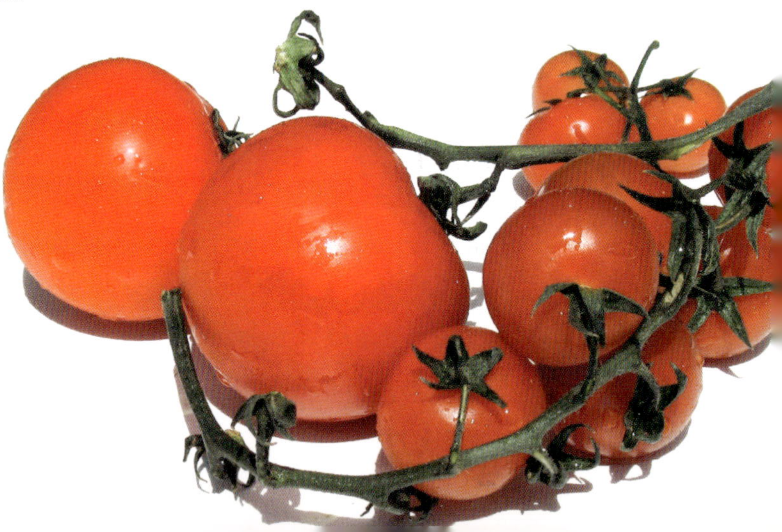

- Obst sollte eine Stunde vor den Mahlzeiten auf leeren Magen gegessen werden.
Nach den Mahlzeiten oder vor dem Schlafengehen sollten Sie kein Obst verzehren!
- Essen Sie zu jeder Mahlzeit Gemüse und Salat.
- Falls Sie etwas Ungesundes essen müssen, weil es nichts anderes gibt, verzehren Sie dies nur auf leeren Magen, und essen Sie nichts Anderes, bevor es nicht vollständig verdaut worden ist.
- Legen Sie nur so viel auf den Teller, wie Sie essen können. Verschwenden Sie nichts, denn vergessen Sie nicht, dass viele Menschen auf der Welt hungern.
- Nehmen Sie nach Tagen, an denen Sie viel gegessen haben, ein bis zwei Tage nur Wasser, Gemüse- und Obstsäfte, Gemüsesuppe und Obst zu sich. Falls Sie Hunger bekommen, können Sie auch nur Salat und kleine Portionen Gemüse essen. Trinken Sie dabei viel Wasser.
- Achten Sie an fünf oder sechs Tagen in der Woche darauf, zu den richtigen Zeiten zu essen und die Lebensmittel gut miteinander zu kombinieren. Geben Sie sich an einem oder zwei Tagen »frei«. Sie können dann in Maßen alles essen. Somit schaden Sie Ihrem Körper nicht, haben aber auch keinen Stress.
- Fasten ist nützlich. Ich faste einmal in der Woche mit Wasser. Mein Körper kann sich ausruhen und sich zugleich von Giften befreien. Während des Fastens trinke ich nicht viel Wasser, höchstens 1 ½ Liter, und immer Schluck für Schluck. Manchmal können durch das Fasten Kopfschmerzen und Schwindel entstehen, denn unser Körper ist es gewohnt, zu bestimmten Zeiten Essen zu sich zu nehmen. Der Körper verwertet derweil die in den Depots gelagerten Nährstoffe, zugleich aber auch die abgelagerten Gifte. Deshalb kann es zu Schwindelgefühlen, Kopfschmerzen und Übelkeit kommen. Um dies zu verhindern, ist es gut, Wasser zu trinken, da es die Gifte aus dem Körper schwemmt.
- Eine vegetarische Ernährungsweise hat viele Vorteile. Dabei spielt jedoch der geografische Lebensraum einer Person eine wichtige Rolle und ob ihr Lebensstil sich mit einer vegetarischen Ernährung vereinbaren lässt. Zum Beispiel können Menschen, die in Alaska geboren und dort groß geworden sind, ihre Körpertemperatur bei Kälte ausgleichen, indem sie Fleisch essen. Außerdem wird dort kein Gemüse angebaut. Auf der anderen Seite werden Menschen, die in warmen Regionen leben, schneller altern und krank werden, wenn sie zu viel rotes Fleisch konsumieren.

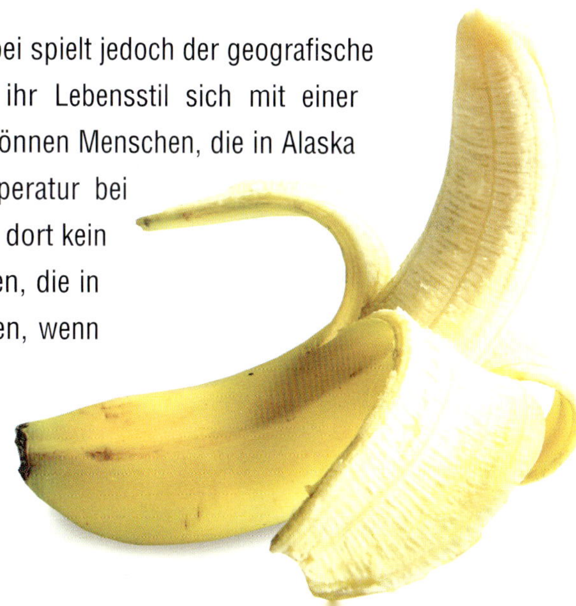

• Gemüse und Obst werden außerhalb der Saison in Treibhäusern angebaut. Kühe, Schafe, Ziegen und Hühner werden in großen Betrieben im Fließbandverfahren gezüchtet und gehalten. Wenn sie geschlachtet werden, sind ihre Zellen angefüllt mit negativen Emotionen wie Trauer, Wut und Stress, und die schädlichen Hormone, die dadurch freigesetzt werden, beeinflussen die Beschaffenheit des Fleisches, das wir zu uns nehmen.

• Alle Menschen verfügen über eine spezifische genetische Veranlagung. Nach dieser Veranlagung besitzen sie ein Potenzial an Krankheiten, auch wenn sie sich augenblicklich als gesund empfinden. Wenn zum Beispiel Ihr Großvater, Vater oder Ihre Mutter eine Lungenerkrankung hat, sind Sie auch geneigt, diese zu bekommen. In dem Fall sollten Sie sich von allem fern halten, was Ihre Lunge beeinträchtigen könnte, wie z. B. Zigaretten und Alkohol.

• Ihre Ernährungsweise verrät Ihnen, auf welche Art Sie altern werden. Wenn Sie viele Kohlenhydrate und Zucker verwerten, bekommen Sie, je älter sie werden, ein schrofferes Hautbild, mehr Falten und schlaffe Haut.

• Um unseren Säure-Basen-Haushalt im Gleichgewicht zu halten, sollten wir zu 80% basische und 20% säure Lebensmittel zu uns nehmen. Ein übersäuerter Körper ist die Ursache vieler Erkrankungen. Lebensmittel wie Schwefel, Phosphor, Jod und Chlor sind säurebildend, während Kalzium, Magnesium, Kalium, Natrium und Eisen basenbildend sind. Die meisten natürlichen Lebensmittel enthalten Stoffe, die basen- und säurebildend sind.

• Wir sollten darauf achten, welche Lebensmittel wir miteinander kombinieren, denn die Verdauung von unterschiedlichen Lebensmitteln braucht verschiedene Enzyme, ein unterschiedliches Säureverhältnis und eine unterschiedliche Verdauungszeit. Im Folgenden finden Sie eine Liste von Nahrungsmitteln, die unbedenklich miteinander verzehrt werden können.

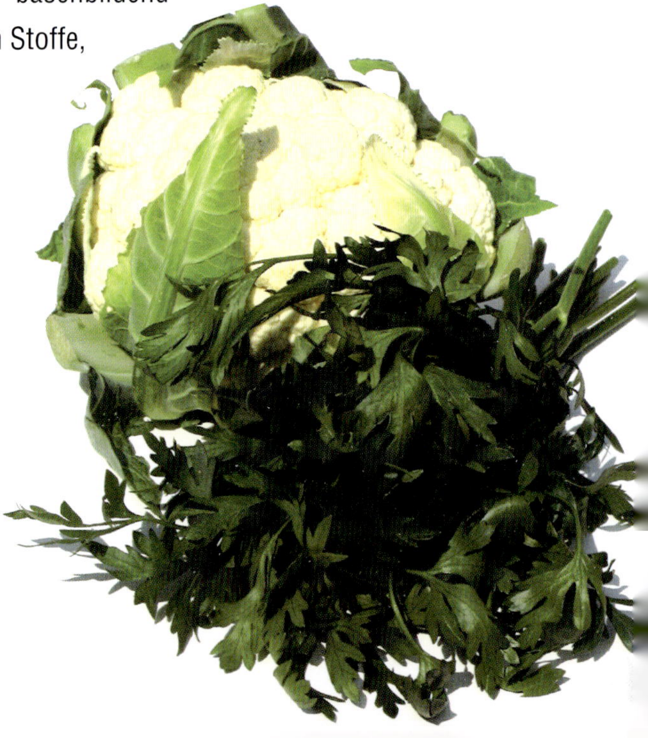

Das Ich ist wie ein
Band, wie eine Kette, und Ihr seid wie
Gefangene, die daran angekettet sind.
Nehmt eine Harke in die Hand, um dem
Kerker zu entkommen! Wenn Ihr den
Kerker durchbrecht, werdet Ihr der Sultan,
seid Ihr der Befehlshaber.

Mevlânâ Celâleddin-i Rûmi

1.Kombinierbare Nahrungsmittel 2. Wenig kombinierbare Nahrungsmittel (höchstens 4-mal im Monat) 3. Äußerst wenig kombinierbare Nahrungsmittel (höchstens 2-mal im Monat) 0. Nicht miteinander kombinierbare Nahrungsmittel (höchstens 1-mal im Monat)	Fleisch, Huhn; Fisch	Hülsenfrüchte	Butter, Sahne
Fleisch, Huhn, Fisch		2	0
Hülsenfrüchte	2		2
Butter, Sahne	0	2	
Yoghurt	0	2	0
Pflanzenöle	1	1	0
Zucker und alles Zuckerhaltige	0	0	0
Brot, Kartoffeln, Reis, Nudeln	3	3	2
saueres Obst, Tomatenmark	3	3	3
süßes Obst	0	0	3
Gemüse (ohne Stärke)	1	1	1
Gemüse mit Stärke (Wurzeln, Blumenkohl usw.)	2	1	1
Milch	3	3	3
Milchprodukte	3	3	3
Käse	0	3	0
Eier	0	0	0
Walnüsse, Haselnüsse, Mandeln, Erdnüsse	0	0	3

Yoghurt	Pflanzenöle	Zucker und zuckerhaltige Produkte	Brot, Kartoffeln, Reis, Nudeln	Saures Obst, Tomatenmark	süßes Obst	Gemüse ohne Stärke	Gemüse mit Stärke (Wurzeln, Blumenkohl	Milch	Milchprodukte	Käse	Eier	Walnüsse, Haselnüsse, Mandeln, Erdnüsse
0	1	0	3	3	0	1	2	3	3	0	0	0
2	1	0	3	3	0	1	1	3	3	3	0	0
0	0	0	2	3	3	1	1	3	3	0	0	3
	3	3	2	2	3	1	1	0	0	0	0	0
3		3	1	2	3	1	1	0	0	0	2	1
3	3		3	3	3	2	3	3	3	3	0	3
2	1	3		3	3	1	1	3	3	2	3	3
2	2	3	3		3	2	3	0	3	3	0	3
3	3	3	3	3		2	3	3	3	3	0	3
1	1	2	1	2	2		1	3	2	1	1	1
1	1	3	1	3	3	1		2	2	2	3	1
0	0	3	3	0	3	3	2		0	0	0	0
0	0	3	3	3	3	2	2	0		1	3	3
0	0	3	2	3	3	1	2	0	1		0	3
0	2	0	3	0	0	1	3	0	3	0		0
0	1	3	3	3	3	1	1	0	3	3	0	

REINIGUNGSTEE FÜR 3 WOCHEN

- 2 Gläser Wasser
- Ein Bund Petersilie
- Eine Handvoll Artischockenblätter
- Ein Büschel Maiskolben-Fäden
- Eine Handvoll Kirschenstiele
- Vier Avokadoblätter

Wasser aufkochen, alle Zutaten hinzugeben und alles nochmals zwei Minuten kochen lassen.

Anwendung:
1. Woche: Ein bis zwei Stunden vor dem Schlafengehen und morgens nach dem Aufstehen je eine Tasse trinken. Trinken Sie den Tee an vier Tagen der ersten Woche.
2. Woche: Ein bis zwei Stunden vor dem Schlafengehen und morgens nach dem Aufstehen je eine Tasse trinken. Trinken Sie den Tee an zwei Tagen der zweiten Woche.
3. Woche: Ein bis zwei Stunden vor dem Schlafengehen und morgens nach dem Aufstehen je eine Tasse trinken. Trinken Sie den Tee an einem Tag der dritten Woche.

* *Bitte beachten Sie:* Während dieser Kur sollten Sie keine tierischen Lebensmittel zu sich nehmen. Kohlenhydrate sollten ebenfalls vermieden oder nur in geringen Mengen verzehrt werden. Stattdessen empfehle ich Ihnen, jeden Tag zwei Liter Wasser zu trinken und viel Gemüse zu essen. Atmen sie öfter tief ein und aus, und machen Sie mehrmals am Tag Entspannungs- und Gähnübungen. Führen Sie keine schweren körperlichen Arbeiten aus.

Erfahrungen von Menschen, die am Programm »Schönheits-Yoga« teilgenommen haben...

Alles beginnt mit der tiefen und richtigen Atmung. Wenn Sie lernen, langsamer zu werden, werden Sie merken, wie schnell Sie sich verändern. Ihnen fällt auf, dass Sie einen geraderen Rücken haben, dass Sie weniger müde sind, dass Sie »leichter« glücklich werden. Sie werden in dem Buch von Lourdes Doplito Çabuk sicherlich auch wertvolle Informationen finden, die Sie in Ihren Alltag integrieren können. Das »Langsamerwerden« ist eine davon. Ich kann von mir nicht behaupten, dass es mir leicht fiel. Aber wenn ich tief einatme und es schaffe an »nichts« zu denken und dazu den »Baby Gang« ausführe, geht alles viel leichter von der Hand. Sie werden die Veränderung erst dann spüren, wenn Sie anfangen, langsamer zu werden, und die Schönheit und alles andere wird folgen!

Tuluhan Tekelioğlu/Journalistin

Ich muss zugeben, trotz des guten Willens, es anzunehmen, fällt es mir besonders seit meinem 35. Lebensjahr schwer, das Herabsinken meiner Brauen und die Fältchen um meine Lippen und an meinem Hals zu akzeptieren. Trotzdem habe ich kein Verständnis für Frauen meines Alters, die sich unters Messer legen oder sich Botox unterspritzen lassen und danach zu fabrikmäßigen Androiden mutieren. Lourdes kam in mein Leben, als ich über gesündere und natürliche Methoden nachdachte. Ich habe Sie während eines ihrer Seminare kennen gelernt. Als sie von der natürlichen Erhaltung der Gesundheit und Schönheit erzählte, hingen ihr sämtliche Teilnehmerinnen wie gebannt an den Lippen.

Das, was sie erzählte, war etwas Großartiges und gleichzeitig sehr Simples. Lourdes selbst ist das perfekte Beispiel ihres Programms, vor allem wenn man ihr Alter und die sechs Enkel bedenkt. Ich entschied mich in diesem Seminar, auf jeden Fall an einem ihrer Kurse teilzunehmen.

Im Kurs haben wir nicht nur gelernt, wie wir unsere Gesichtsmuskeln trainieren, sondern auch, wie wir von innen nach außen vitaler werden und der Zeit trotzen können. Durch die Darm-Wirbelsäulen- und Atemübungen haben sich mein Hautbild und das Gewebe verändert. Es wäre falsch zu glauben, dass das leicht oder ein Wunder ist. Aber seit der Kurs zu Ende ist, führe ich die Übungen regelmäßig aus und das Ergebnis ist hervorragend. Wenn ich mir Bilder von vor zwei Jahren anschaue, stelle ich eine 70-prozentige Verbesserung fest. Das ist die Belohnung für die Ausdauer.

Esra Koyuncu/Feng Shui-Expertin

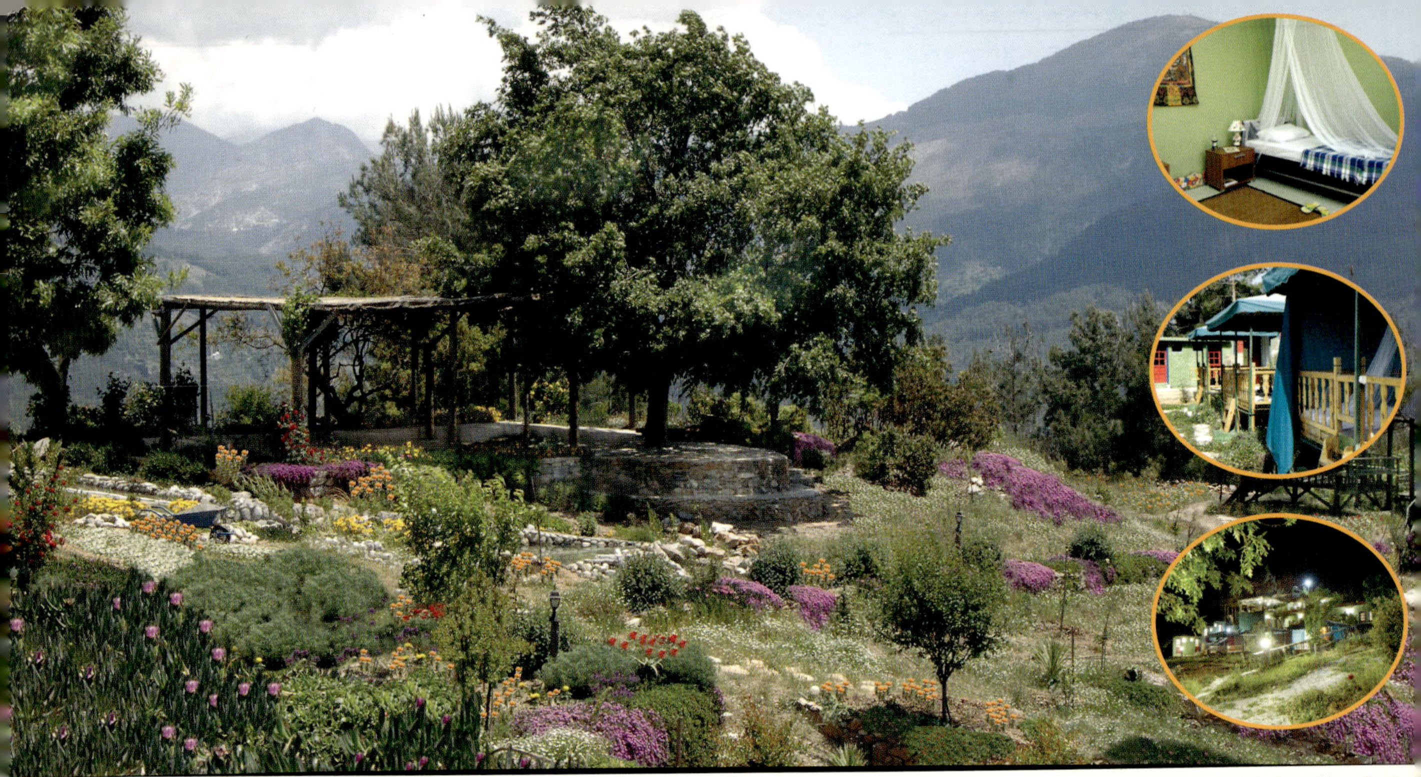

Alanya, Siddashram Yoga-Zentru

Lourdes Julian Doplito Çabuk
unterrichtet Yoga-Reinigung und Entschlackung in Alanya, Siddashram
Yoga-Zentrum und »Schönheits-Yoga« in Siddashram Yoga-Zentrum Istanbul Nişantaşı,
Adresse: Siddashram Yoga Merkezi Istanbul Nişantaşı
Nişantaşı-Istanbul

Tel: 0(212) 230 1547 - 0533 682 0174
GSM: 0533 777 8640 - 0542 671 4350
www.siddashramyogacenter.com
email: info@siddashramyogacenter.com
beautyyoga2000@yahoo.com
siddashram@yahoo.com